2週間、小麦をやめてみませんか?

すぐできて、すごく効く
グルテンフリー
という食べ方

Try
a *gluten free diet*
for
2 weeks

一般社団法人
グルテンフリーライフ協会理事
フォーブス 弥生

三五館
Sangokan

2週間、小麦を
やめてみませんか?
もくじ

第3章　もう14年以上、私が「小麦粉抜き」のワケ

稲島司（東京大学医学部附属病院地域医療連携部・循環器内科）

第4章「小麦抜き」からのプレゼント

レシピ協力(五十音順)
イチビキ(株)(P74、78)
(株)栗原商店(P86)
(一社)高機能玄米協会(P64)
小林生麺(株)(P88、92)
たいまつ食品(株)(P70、82、98)
(株)名古屋食糧(P81、90)
(株)にんべん(P60、62)
マルコメ(株)(P94、95、96、102)

プロローグ
小麦を抜いたら、生まれ変わった！

「グルテンフリー」……この言葉を初めて耳にしたのは、今から7年前のことです。

その当時の私は、小麦、大麦、ライ麦などの麦類に含まれるタンパク質が「グルテン」と呼ばれることすら知らず、当然、それらが及ぼす「害」についての知識もありませんでした。

グルテンフリーとの出合いは、主人との出会いでもあります。主人は当時、ＩＴ関連企業に勤務するアメリカ人で、「グルテン過敏症」でした。

初めて主人に会ったとき、彼はお弁当箱の入った袋を手に持っていました。外食だと食べられるものがほとんどないので、外出する際はいつも弁当箱を持っているのだ、と言います。

中身を見ると、鶏肉をバターで炒めたものにアボカドが添えられただけの、じつに質素（というよりも貧弱）なものでした。しかも、ほぼ毎日それを食べているというのです。

主人との交際が始まり、一緒に食べる食事は必ず「グルテンフリー」でなければならなくなり、私自身の食生活も自然と「小麦抜き」に変わっていったのです。

するとと、日常の暮らしの中に、いくつかの〝面白い発見〟がありました。

まず驚いたのは、最初の1週間を経過したころから、それまで大好きだったパスタやピザ、ラーメン、うどんなどのメニューが食べたくなくなってきたことです。

これは、グルテンに含まれるタンパク質成分の「グリアジン」の摂取が少なくなったためです。「グリアジン」には、過剰に摂取すると食欲を増進させたり、血糖値を急上昇させる作用があり、これが多くの方が経験したことのある〝食べだしたら止まらない〟状況を作り出します（というようなことがわかったのは、もっとずっとあとのことです）。

それまで、たまの外食などで食べすぎ、体重を気にすることもあったのが、気をつかうことも、努力することもなく、自然に「食」への抑制が利くようになりました。つまり、ベスト体重の維持がきわめて容易になったのです。

さらに、2〜3週間続けていると、肌の調子が良くなってきたことを実感しました。もともと乾燥肌で、いつも肌が突っ張った状態だったのが、しっとり感を感じるようになり、ハリツヤのあるたまご肌を実感するようになったのです。

また、精神面でも、集中力の高まりを感じることが多くなりました。

わずか1カ月の間に、私の体と心は生まれ変わってしまったのです。

こうして私は、グルテンフリーが体に及ぼす効果を体感するのと同時に、「食事」が体に与える影響の大きさを知りました。

英語に、「You are what you eat.」という表現があります。まさに「食べ物があなたを作る」のです。

＊

こうしてまったくの健康体だった私でさえ生まれ変わったわけですが、最新の研究でもグルテンはさまざまな不調と密接に関係しているということがわかってきたのです。

たとえば、現代医学において、次のような症状や疾患はグルテン摂取との関係が強く疑われています。

・不安や慢性ストレス
・不眠症
・消化器疾患（腸内ガス・膨満・下痢・便秘・腹痛など）
・過敏性腸症候群
・吐き気・嘔吐《おうと》
・皮膚疾患
・婦人科疾患（生理痛・不妊症・月経前症候群など）
・神経障害（認知症・アルツハイマー病・総合失調症など）

・ＡＤＨＤ（注意欠如・多動性障害）
・自閉症

グルテンフリーは欧米では最初、グルテンに関する疾患（グルテン過敏症やセリアック病）向けの食事療法でしたが、体調が優れない人が同様の食事療法を行なったところ、体調や肌状態の改善などが顕著に現れたことで、一般の人々の間にも新しい食生活として広がってきました。

実際に、市場調査会社Mintelの２０１３年調査資料によると、米国内におけるグルテンフリー食品購入の理由としては、次のようなものがあげられています。

▼１位：健康であるため（65％）
▼２位：減量するため（27％）
▼３位：炎症を防ぐため（７％）

つまり、グルテンフリーはいまや「疾患向けの食生活」という枠を飛び越えて、漠然とした体調不良を抱える人がそれを改善したり、健康な人がさらに健康になり、パフォーマンスを進化させるために実践する新習慣になっているのです。

疾患を抱えた主人の食事療法として一緒にグルテンフリーを行なった私が生まれ変わっ

たのは必然だったのです。このあたりは第3章で、ご自身も「小麦粉抜き」を実践されている東京大学医学部附属病院・循環器内科の稲島司先生に解説していただくことにします。

詳しいレポートは第1章に譲りますが、私の周囲にもグルテンフリーの実践によって症状の緩和や体質の改善を実感している人がたくさんいます。原因不明のさまざまな不定愁訴を抱えている人なら、一度試してみる価値のある食生活であることは間違いありません。「食べ物があなた（の症状）を作っている」かもしれないのです。

＊

海外においても、スーパーモデルのミランダ・カーや、ハリウッドスターのグウィネス・パルトローの実践は特によく知られています。

国内でも、芸能界・スポーツ界に広がりつつあります。モデルでタレントのローラさんは、自身のブログでもたびたび自作のグルテンフリーレシピを紹介しています。

プロ野球の日本ハム・斎藤佑樹投手は、試合終盤でも球威の落ちない体力作りとしてグルテンフリーを導入しています。ボクシング界では、WBA世界フライ級王者・井岡一翔《かずと》選手がテニスプレーヤーのノバク・ジョコビッチ選手を参考にグルテンフリーを実践し、KO勝利をあげています。

これらの人たちがこぞって重要視しているのが〝パフォーマンスの改善〟です。

運動能力の向上はもちろんのこと、思考力の変化・集中力の高まりなど、頭脳に与える影響も圧倒的に支持されている理由のようです。

多くの人が証言するのは、食事を変えたことによって、気分が前向きになり、心身にエネルギーが満ちている感覚になるということです。一つのことに集中でき、ふだんから平常心ですごせるようになります。

＊

こうした国内外の著名人の実践がさまざまなメディアで伝えられることで、日本でも美容や健康についての意識が高い人の間でブームのように広がっています。

しかし、まだ「良さそうだけれど、どうやって始めたらいいのかわからない」という声や、「食卓から完全に小麦を抜くなんて無理でしょう？」という意見をよく耳にします。なんだか良さそうでやってみたいけれど、一歩踏み出せないというのです。

グルテンフリーは、どうしても「面倒くさい」「つらい」「美味しくない」というマイナスイメージで語られがちです。

しかし、それは大いなる誤解です。

いくつかのポイントさえ押さえてしまえば案外カンタンなのは、実際にやってみればすぐにわかります。

そして、なにより私が強調したいのは「グルテンフリー」は〝美味しく〟〝楽しく〟〝素敵な〟新習慣だということです。

このグルテンフリーの実践者として、テニスの世界王者ノバク・ジョコビッチ選手の活躍が注目されています。私が感じるに、彼ほどグルテンフリーを楽しく美味しく実践して、最大の効果を受け取っている人は他にいません。

ジョコビッチ選手の姿勢を見ていると、グルテンフリーからのプレゼントをしっかりと受け取るために大切なのは、前向きに楽しんで実践することなのかもしれないと思います。

「どうすればグルテンなしに生きられるのですか？　世の中、グルテンだらけですよ！」

私がグルテンフリーの生活を送っていると話すと、ほとんどの人がこういう反応をする。乳製品や精糖についても同じことを言う。（中略）じつのところ、私は簡単にグルテンや精糖、乳製品を避けることができている。グルテンその他が「どこにでもある」としても関係ない。それ以外の健康的で、美味しくて、多様な食べ物もまたどこにでもある。

（『ジョコビッチの生まれ変わる食事』より）

私もこの考えに賛同します。本書でも紹介していくとおり、グルテンのない、健康的で、美味しい食べ物はどこにでもあります。また日々の食卓からグルテンを抜くこともじつは難しくありません。その結果、あなたのもとには心身の変化という素晴らしいプレゼントがもたらされるでしょう。

それではまず、話題となったベストセラー『ジョコビッチの生まれ変わる食事』に収録されているジョコビッチ選手特製のグルテンフリーレシピをご紹介しましょう。嬉しいことにどれも手軽に作れて美味しいものばかりです。さらに第2章からは、日本人の方に向けたレシピ集をお届けします。少し工夫すれば、ピザもパスタもケーキも食べられます。ぜひ皆さんも、本書を参考にしながら、明るく楽しく前向きに「グルテンフリー生活」のスタートを切ってください。

それでは、ジョコビッチ選手の言葉を借りて、本書を始めましょう。

「グルテンを14日間だけやめてみて、どういう気分になるか試してみてほしい。体が発する声に耳を傾けてほしい」

フォーブス弥生

２０１６年3月

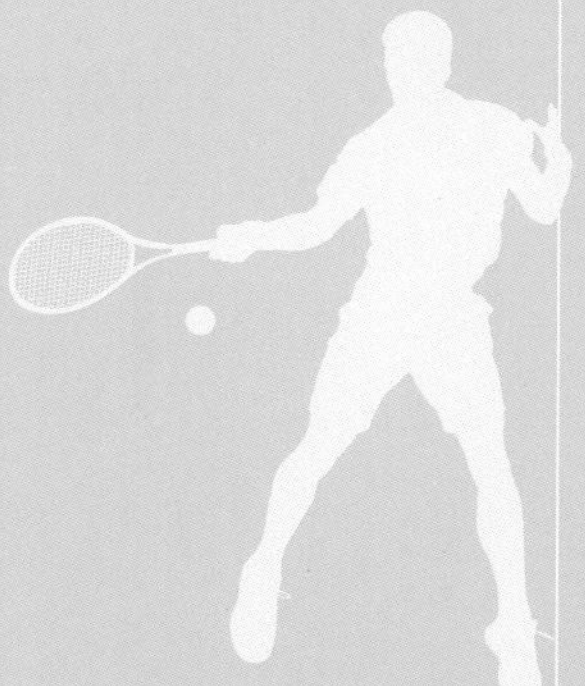

ジョコビッチ「王者のレシピ」

Djokovic's Gluten-free Recipe

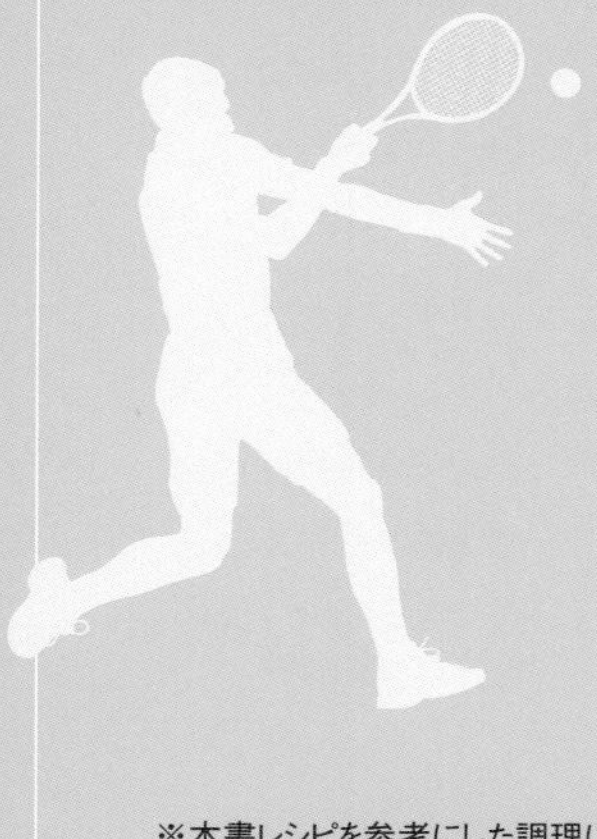

※本書レシピを参考にした調理については、ご自身の責任において行なっていただくとともに、
必要に応じて専門家等に相談されることを推奨いたします。

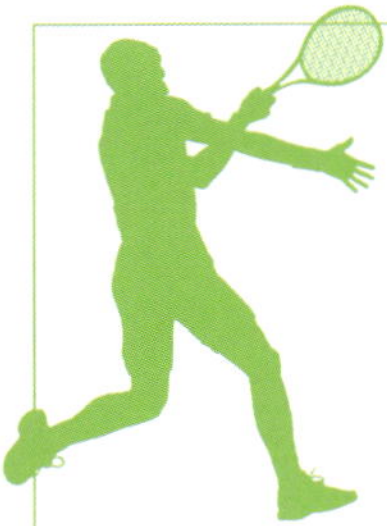

Djokovic's
Gluten-free
Recipe

1
カシューバターとバナナが入ったグルテンフリーオーツ

欧米の朝食の定番オーツ麦はミネラルが豊富。ライスミルクと合わせれば、牛乳と比べてなんとカロリー約50%カットも！

材料（2人分）

オーガニックロールドオーツ……1カップ

水……2カップ

バナナ……1本

ナチュラルカシューバター（または
アーモンドバター）……大さじ1 ½

赤砂糖（または
精製度の低い砂糖）……小さじ2

ダークチョコレート
（砕いたもの）……大さじ2

ライスミルク（またはアーモンドミルク。
いずれも砂糖不使用）……適宜

作り方

1 ソースパン（片手鍋）に水を入れて沸騰させ、ロールドオーツを加えて、3〜5分かき混ぜて好みの状態にする。

2 バナナは皮をむいて、斜め薄切りにする。

3 1を器に盛り、カシューバター、赤砂糖、バナナをのせる。お好みでチョコレート、ライスミルクを加える。

※ナチュラルカシューバター、またはアーモンドバターが手に入らなければなくてもよい。

朝食はオーツ麦や
シリアルが基本。
フルーツも欠かせない
栄養源。

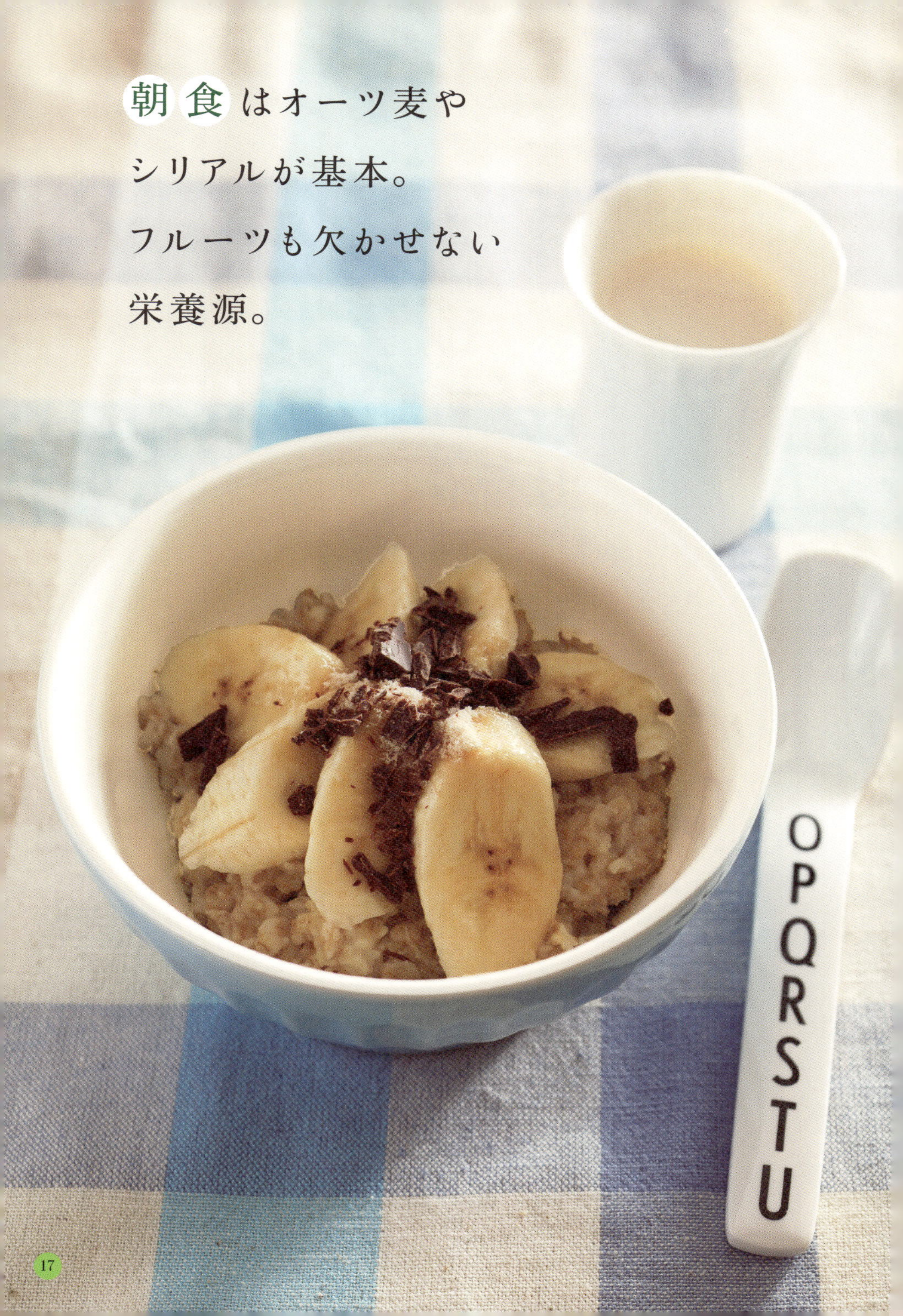

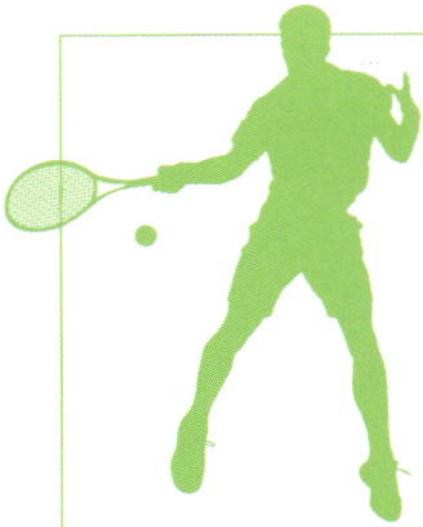

Djokovic's
Gluten-free
Recipe

2
スパイシー
そばサラダ

ジョコビッチも食生活に取り入れているそば。栄養素を丸ごと食べられ、穀類の中でもミネラルの豊富さは抜群！

材料（2人分）

そば（そば粉100％・乾麺）……100g

赤唐辛子……少々

ルッコラ……½袋

カシューナッツ……大さじ1

バジル（刻んだもの）……大さじ1

ライム……適宜

辛みのあるビネグレットソース

- オーガニック
ピーナッツバター（クリーミー）……大さじ1
- 減塩しょうゆ……小さじ½
- 熱したごま油……大さじ1
- 米酢……大さじ1
- スリラチャ（またはタバスコ）……小さじ1
- リュウゼツラン（テキーラの原料）のエキス、
またはハチミツ……小さじ½

作り方

1 そばはパッケージの表示どおりに茹でて、冷水に取り、水気を切る。

2 大きめのボウルにビネグレットソースの材料を入れ、泡立つようにかき混ぜる。

3 2に茹でたそばを入れ、ソースを絡ませる。種を取り薄切りにした赤唐辛子とルッコラを加える。

4 器に3を盛り、カシューナッツとバジルをのせる。お好みでライムを絞ってふりかけてもよい。

ランチは
グルテンフリーの麺類を。
新鮮な野菜も
たっぷりいただく。

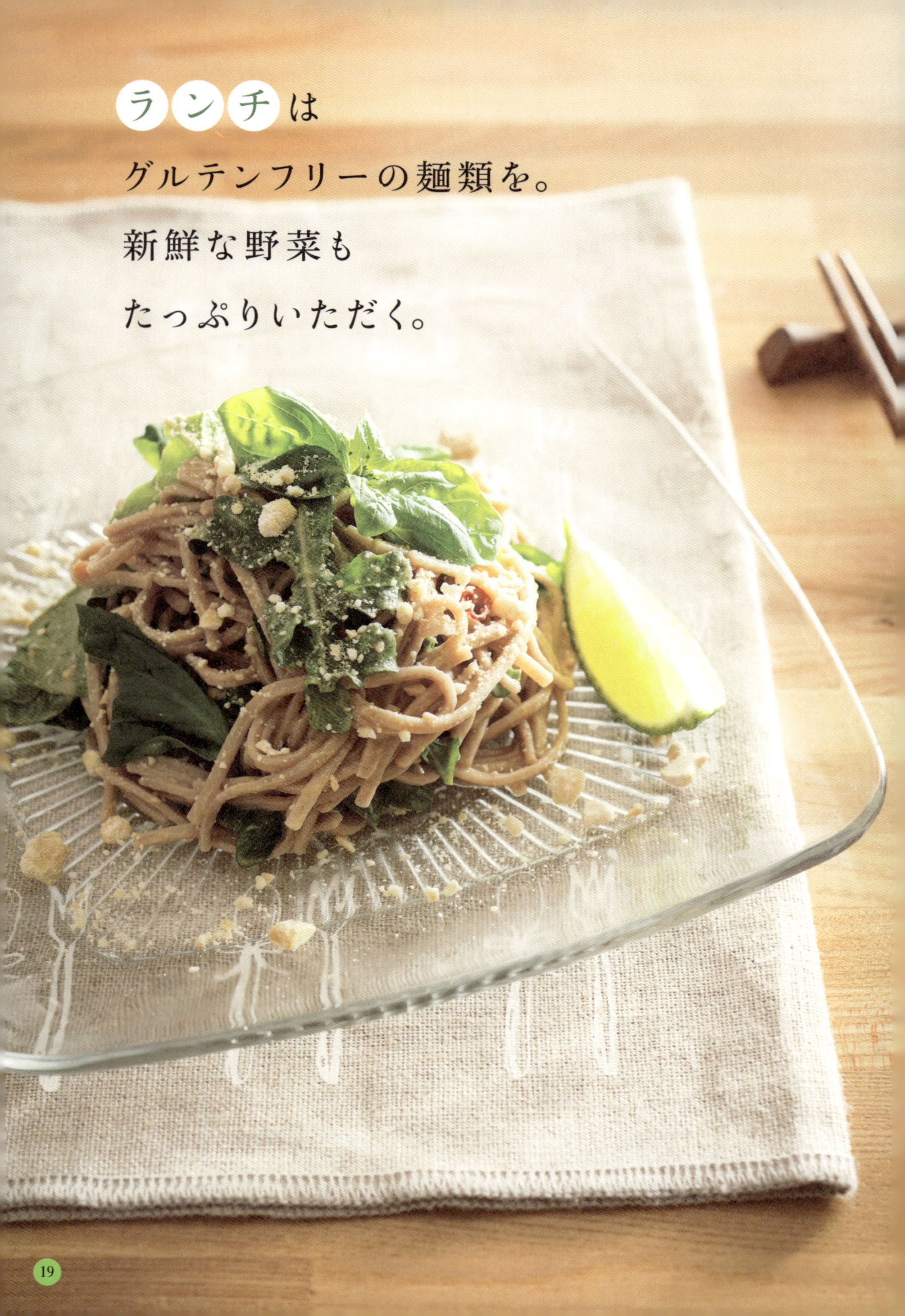

Djokovic's
Gluten-free
Recipe

3 自家製ホムスとりんご・生野菜の前菜

豆類が苦手な人でもペースト状だから食べやすい！ ミネラルやビタミンも豊富で、女性ホルモンのバランスを整える効果あり。

材料

ホムス（作りやすい分量）

- ヒヨコ豆水煮………200g
- エクストラバージンオリーブオイル………大さじ1
- タヒニペースト（または練りごま）………大さじ1
- レモン汁………小さじ1
- にんにく………小1片
- クミン………小さじ¼
- たまりしょうゆ………小さじ2

お好みの生野菜………適宜

りんご（ふじ）………適宜

作り方

1 ホムスの材料をすべてフードプロセッサーに入れ、なめらかになるまで混ぜ合わせる。

2 1のホムスを器に入れ、生野菜、薄切りにしたりんごとともに、彩りよく盛り合わせる。

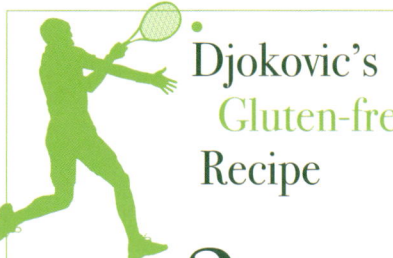

スナック＝甘いお菓子の
幻想は捨てる。
滋養たっぷりの
豆、ナッツ、フルーツを。

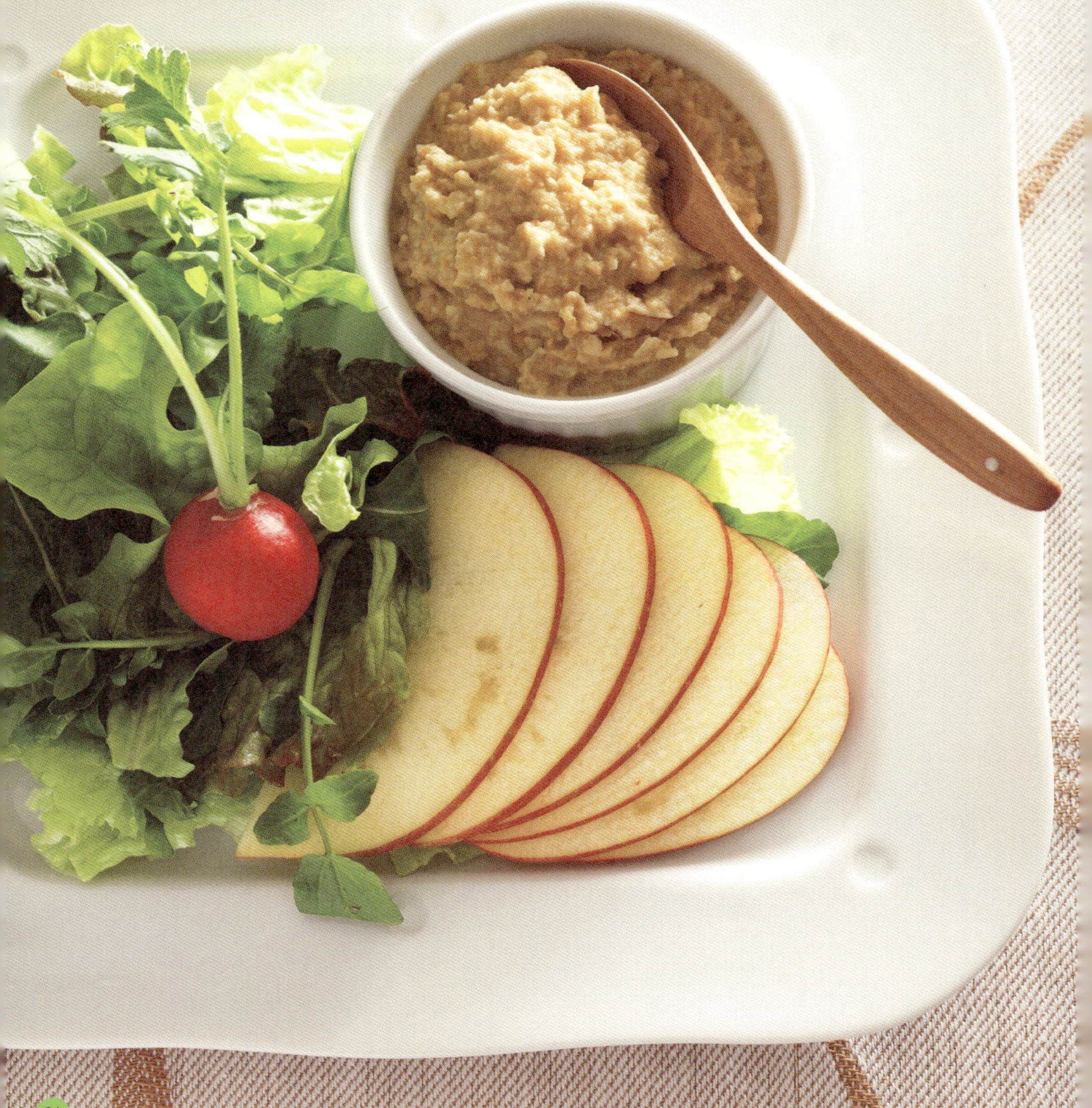

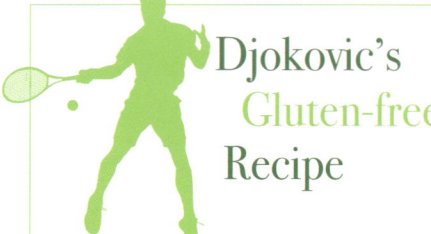

Djokovic's
Gluten-free
Recipe

4 バンズ抜きパワーバーガー

本場アメリカ風味のパティはとってもジューシー。レタスで包むのは、グルテンフリー実践者では当たり前の食べ方!

材料

パティ(4枚分)

- 牛ひき肉……300g
- エクストラバージンオリーブオイル……大さじ1
- 玉ねぎ(中)……¾個
- ウスターシャーソース(またはウスターソース)……大さじ1
- 海の塩……小さじ⅓
- ブラックペッパー……小さじ¼

レタス(大)……4枚

トマト(小)……½個

アボカド(小)……½個

マスタード、ケチャップ……適宜

作り方

1 フライパンに半量のオリーブオイルを入れ、中〜強火で熱する。角切りにした玉ねぎを加え、黄金色に近い茶色になるまで炒める。玉ねぎをボウルに移して、冷ましておく。

2 大きめのボウルに牛ひき肉、ウスターシャーソース、塩、ブラックペッパー、冷ました玉ねぎを加え、すべてがなじむまでよく混ぜる。直径9cm、厚さ1.3cmのパティを4枚作る。

3 フライパンに残りのオリーブオイルを入れ、中〜強火で熱し、パティに火が通るまで10分ほど焼く。皿に移し、そのまま5分置く。

4 レタス1枚につき3のパティ1枚をのせ、薄切りにしたトマトとアボカドをのせる。お好みでマスタードとケチャップをかけ、レタス1枚をかぶせてもよい。

ディナーは
満足感のある肉や魚のメニュー。
パンの代わりに野菜や
いも類を選ぶ。

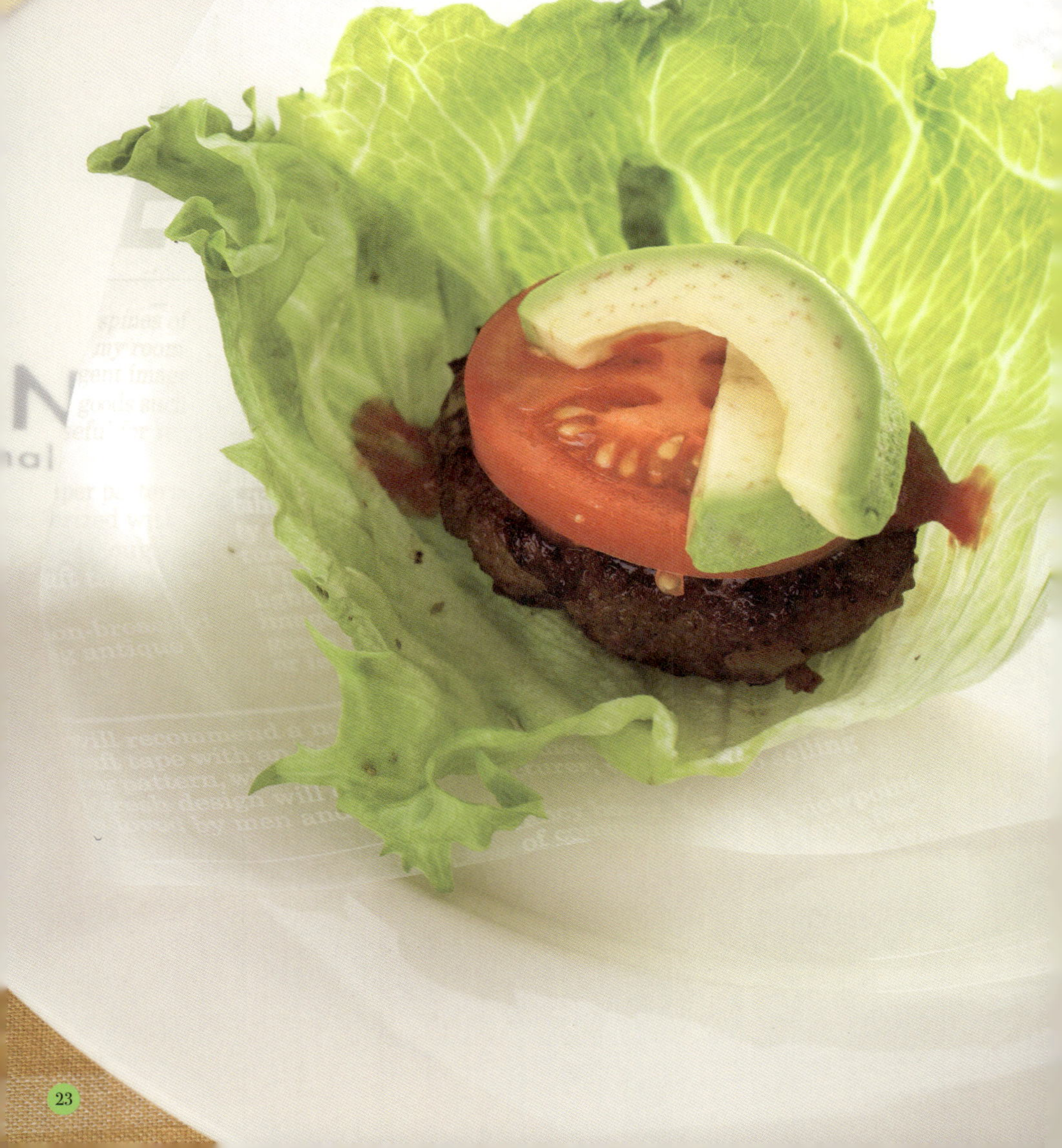

第1章

「グルテン過敏症」が教えてくれたこと

「脳の霧」で集中できない状態に

プロローグでも書いたとおり、私が「グルテンフリー」と出合ったのは、主人の「グルテン過敏症」がきっかけでした。

そもそも「グルテン」とは小麦・大麦・ライ麦などの麦類に含まれているタンパク質です。そして、「グルテン過敏症（グルテン不耐症）」は、このグルテンの中に含まれるグリアジンという主要成分に体が過敏に反応してしまった結果、さまざまな症状が現れてしまうものです。

時にそれは精神面にも影響を及ぼします。頭にモヤがかかった「脳の霧」(Brain Fog)と呼ばれる状態となり、ぼうっとして集中することができなくなるそうです。そればかりか頭痛・偏頭痛やめまいが起こることもあります。

主人の場合、悩まされたのは慢性的な不眠症でした。寝付きが悪いうえ、寝入っても1時間程度ですぐに目が覚めてしまう日々をすごしていました。

その他にも、腹痛が頻繁に起こったり、「脳の霧」がひどいときには、自分の家に帰る方向がわからなくなったことさえあったそうです。

病院に行って検査しても原因はわからず、処方された睡眠薬を飲み続けていました。

そんな状態のままずごしていたある日、母親の「グルテンをやめてみたら？」という提案に従うと、またたくまに症状が消えたのです。

体調不良の原因がグルテンだとわかるまで、体調が悪くなってから、じつに約10年もの月日が流れていました（米シカゴ大学のセリアック病センターのデータによると、グルテン過敏症やセリアック病の方がこの病気だと判明するまで、通常4年ほどの時間がかかるそうです）。

「グルテン過敏症」に有効な治療法なし

当時、主人は自分にとって安全で、安心して食べられる食品が日本にどれくらいあるかもわからずに、栄養が偏った食生活を送っていました。鶏肉とアボカドだけのお弁当の他、自分の好きなカレーを大量に作って、それだけを数週間にわたって食べ続けるようなこともよくありました。

そうした食生活の偏りが原因なのか、一度風邪を引くと、2週間も回復しないということがたびたび起こっていたのです。

これまで苦しんでいたことの原因がグルテンだとわかったのは良いとしても、グルテン過敏症には、現在、有効な治療法や効果を発揮する医薬品はありません。つまり、対策は「小麦（グルテン）を摂取しない」という方法しかないのです。

私はまず「グルテンフリー」について一人で調べ始めました。グルテンとは何であるか？　グルテンが体に悪影響を与えるのはどうしてなのか？　どのようなものにグルテンが含まれているのか？　何を食べればグルテンを避けることができるのか？……。

当時、日本ではまだグルテン過敏症についての情報があまりありませんでしたから、私が頼ったのはおもに欧米の情報でした。すでに当時から、欧米では「グルテンフリー」という言葉が認知されており、グルテンが原因で引き起こされる「グルテン過敏症」「リーキーガット症候群」などについての情報も豊富でした。私はインターネットを使って、欧米のサイトなどから情報を入手していきました。

さまざまな症状、さまざまな病状

ここで用語を整理しておきましょう。

まず、「セリアック病」は、小腸の損傷を原因とする自己免疫疾患です。グルテンが小腸にダメージを与えることで小腸が損傷して栄養を吸収できなくなり、栄養失調状態を招きます。おもな症状としては、腹痛や下痢や便秘などがありますが、はっきりとした症状が出ない人も約半数にのぼるということです。また、うつ病、ＡＤＨＤなどの行動・精神障害を引き起こす可能性も指摘されています。アメリカでは133人に1人の割合で存在するとされ、その数は増えつつあります。

「グルテン過敏症」はセリアック病と似た症状であるものの、自己免疫疾患ではなく、遺伝的要素もありません。なぜ起こるのかについて、その原因はほとんど解明されていないのが実情です。下痢や便秘、腹痛、疲労感、集中力低下、肌荒れ、鼻炎などが症状として現れます。ジョコビッチ選手はこの「グルテン過敏症」と診断されました（なお、「グルテン過敏症」は「グルテン不耐症」と呼ばれることもありますが、本書ではUCLAメディカルセンターの区分に従い、「グルテン過敏症」に統一しています）。

この「グルテン過敏症」の潜在患者数はアメリカで20人に1人といわれており、日本でも食生活の欧米化にともない潜在患者数が増えていると推測されます。

皆さんにもおなじみの「小麦アレルギー」とは何が違うのでしょうか？

小麦アレルギーは小麦に含まれるタンパク質に反応が出ます。少量でもすぐに発症し、生命を脅かす場合もあります。

これに対して、グルテン過敏症はグルテンに対しての反応です。そして、少量だと発症しない場合があったり、発症も数時間から数日の時間を要することがあります。つまり、主人が症状の判明まで10年かかったように、「小麦アレルギー」にくらべて、よりわかりにくい疾患ともいえます。

こうした情報をもとにしながら、私は実際に「いっさいの小麦を摂らない」ためにはどうしたらよいかを考え、日常の生活で実行していくことになりました。

「和食なら大丈夫」なのか?

当初、「和食なら基本的にグルテンが使用されていないから大丈夫」くらいに考えていましたが、すぐにそれが大間違いだったことに気づかされました。

天ぷら、すきやき、うどん、そば、おでん、寿司……ほとんどのメニューになんらかの形で小麦が含まれているのです。

たとえば、調味料であるしょうゆ、味噌、酒、みりんなどにもグルテンが含まれていました。特にしょうゆに小麦粉が含まれていることを知ったときの衝撃は今でも鮮明に覚えています。

「これじゃ、何も食べられるものがないじゃない……」

毎日の食事のことですから、心配は募りました。

それからというもの、毎日の食生活において、どのような食品やメニューにグルテンが含まれているかを一つずつ細かく調べていきました。

パン、パスタ、ギョウザ、お麩《ふ》、揚げ物全般、カレーやシチューのルー、うどん、ビール、麦茶、発泡酒……これらはみんなグルテン入りですから、わが家ではNGです。

料理にあたっては、スーパーでは加工食品の裏面に記載されている原材料表示を確認することから始まりました。

そばではつなぎに小麦粉が使われていないかどうか、酢では醸造酢は小麦使用の可能性あり、ドレッシングだと添加物に小麦使用の可能性あり……。

じつは、それまで購入時に、あまり詳しく原材料を見たことがなかったのですが、このことをきっかけにスーパーの棚の前にしばらく立ち尽くし、商品の表示欄を食い入るように見つめることになりました。

こんなところにグルテンが隠れてる

じつは、この加工食品の表示についても厄介な問題があります。

農林水産省では、アレルギーの原因となることが知られている食品のうち7品目「えび、かに、小麦、そば、卵、乳、落花生」は、原材料として使った場合だけでなく、原材料を作るときに使った場合も、これらが使われたことがわかるよう必ず表示しなければならないと義務づけています。

しかし、日本にはまだ欧米のような「グルテンフリー（Gluten Free）」という表記がないために、どの食品にグルテンが使用されているかはわかりません。

ここで勘違いしやすいのは、小麦＝グルテンではないので、小麦の表記がないからといって、グルテンが使用されていないとは限らないことです。

２０１５年６月に消費者庁から、「米粉製品による小麦アレルギーに気を付けましょう!!」という注意喚起を促すパンフレットが出されました。

米粉に小麦？――だれもがそう思いますよね。

米粉パンなどの米粉製品には、グルテンなど小麦を含む原材料が使用されていることがあります。また、米粉を使用した製品でも、製造工程における小麦のコンタミネーション（混入）によるアレルギー事故は発生します。食品添加物にグルテンが含まれることもあるのです。

また、量り売りのお惣菜など、対面販売をしているものなどは、原材料そのものの表示がありません。この場合、アレルギーの原因となる可能性のある食品も表示されませんので、購入するのをあきらめるしかないのです。

「お答えできません」の哀しさ

日本においてグルテンフリーの食生活をするうえで、さらに大変なのは外食です。これは、食物アレルギーがある方やその家族の方は、特に実感されているのではないでしょうか。

グルテンフリーの食生活を実践する場合、レストランで安心して食べることができるのは、焼肉屋と焼鳥屋くらい。またこれらのレストランでも、タレにはしょうゆやみりん等の多くの調味料が使用されているために、基本的に味付けに関しては、塩・こしょうやレモンなどでしか食べられないのが実情です。

和食も一見安全なように見えますが、寿司屋の場合、ネタは大丈夫でも、すし飯やわさび、しょうゆにグルテンが混入しています。純米酢１００％や本生わさびなどを使用しているならば問題ありませんが、お客がそれを確認するすべはありません。

レストランに行く際には、まずお店のホームページでメニューを確認して、さらに予約のときに、直接店員さんにメニューに使用されている原材料を確認しなければなりません。

ところが、レストランでも、シェフやスタッフに食物アレルギー物質についての知識がなく、どのメニューや食材にアレルギー原因物質が含まれているかを理解していないことが多くあります。ですから、こちらから問い合わせても、「わかりません」とか「お答えできません」と返されることもよくありました。

それまで食物アレルギーとは無縁でしたが、わが身になって初めて、外食における難しさを体感したのです。

たとえば、学校給食では、食物アレルギーについて各自治体が定めたガイドラインにもとづいての対応がなされます。ところが、外食産業では、食物アレルギーについての制度やガイドラインがいっさいなく、各企業の自主的な取り組みにまかせられている（といっても、具体的な対策をしているところはごく少数）状態なのです。

あるグルテン過敏症女性の悲劇

外食産業全般がこうした状態ですから、レストラン予約時に毎回確認することも煩わしく、アレルギーをお持ちの方たちの中には自然と外食を避けるようになる方もいるとうかがいます。

あるグルテン過敏症の在日アメリカ人女性からうかがった話にショックを受けたことがあります。その方は、日本ではどの食材にグルテンが入っているかわからないため、自分が食べていい食品がまったくわからないことを嘆いていました。

特に仕事で疲れて帰宅した際、スーパーマーケットやコンビニエンスストアでお弁当やお惣菜を購入することができず、かといって料理する気力もなく、何も食べないでそのまま寝てしまうのだそうです。

また、彼女がある有名レストランに行った際、店員にグルテンアレルギーがある旨を伝えると、他のレストランに行くように勧められたそうです。

そんな生活を続けるうちに食事をすることが苦痛になり、アメリカにいたときよりずいぶんと痩せてしまったそうです。彼女は「日本での食事はつらい」と嘆いていました。

楽しいリラックスの時間であるはずの「食事」が、彼女を苦しめることになっているという事実には衝撃を受けました。

「グルテン過敏症」が教えてくれたこと

手探り状態でスタートしたわが家のグルテンフリー生活でしたが、料理の際は細心の注意を払って原材料を確認し、外食ではどの店がどのような素材を使っているかを精査する……という生活を続けているうち、考え方を変えれば、この食生活はじつはとても健康的で、安心・安全な理想的なものなのではないかと思うようになりました。

グルテンフリーの食生活をする前の私は、食品のパッケージの原材料表示を見て買うことはありませんでした。

表面のパッケージデザインのみを見て、美味しそうかどうかという印象だけで食品を購入していたのです。

ところが食生活の変化により、すべての食品のパッケージの原材料表示を確認しなくてはいけなくなりました。

さらに毎日グルテンフリーの食事を作る中で、ふだん摂っていた食事の中にいかに多くの添加物が含まれているのか、ということにも気づかされました。

食品パッケージを確認するたびに、原材料に表示されている添加物の多さに驚かざるをえません。

添加物について調べると、日本では、合成品の「指定添加物」、天然系の「既存添加物」「天然香料」「一般飲食物添加物」の4つに分類されており、2015年5月19日現在、厚生労働省が認可している「指定添加物」は449品目、「既存添加物」は365品目あることがわかりました。その各項目の中で、さらに何種類かに分かれており、添加物は全部で4500種類以上にのぼるのです。

食品添加物の世界は奇怪で、どの添加物にグルテンが入っていて、どの添加物にグルテンが入っていないかなどを調べるのは複雑すぎて、不可能でした。それゆえ、添加物自体を避けるしか方法がなかったのです。

楽しくなった「グルテンフリー」生活

買い物に費やす時間は、以前の倍近くかかるようになりましたが、それにともなって食品の原材料について知識はどんどん深まっていきました。

また、必然的にグルテンが含まれている加工食品は避けざるをえなくなり、その代わりに、グルテンの含まれていない生鮮品を中心とした肉・魚・野菜・果物などを積極的に摂取することになりました。

すると、プロローグで述べたとおり、私自身に風邪を引かなくなったり、疲れにくくなったり、肌状態の改善などの変化が顕著に現れるようになってきたのです。

続く第2章でご覧いただきますが、日々の料理でも独自の工夫をこらしながら、グルテンフリーメニューを開発してみたり、グルテンの代用品を探して試行錯誤したり、代替品の美味しい品物をネットで見つけたりするようになりました。

情報を集め、研究を重ねてみると、グルテンフリーでもじつに豊かな食生活を楽しめることがわかってきたのです。

また、それと同時に、実感として自分の体の前向きな変化も感じられるわけで、このころから私は、この〝面倒くさい〟はずの「グルテンフリー生活」がだんだんと楽しくなっていたのです。

また、海外のグルテンフリーの情報も入手する中で、たくさんの著名人たちが実践していることも知り、彼ら彼女らに親近感を覚えるようになりました。

開始した当初は「さて、たいへんだ」と思っていたグルテンフリー生活も自分にピッタリフィットし、「もっと早くからやっていてもよかったかも……」と思うほどになっていました。

一方で、実践してみれば楽しく、日々その成果も実感できるグルテンフリー生活なのに、前述のアメリカ人女性のように、「小麦抜き」に苦労した挙句、疲れ果てて嫌になってしまう方々の存在が気になっていました。

私の場合も、当初はだれも相談できる人がおらず、一人で情報を集めていました。生来の楽天的な性格もあってか、わりとすぐに前向きに取り組むことができましたが、情報が少なかったり、情報にアクセスできる環境にいなかったり、多忙で時間を作れなかったりする方にとって、「グルテンフリー」は面倒でつらいだけの厄介ごとになっているのかもしれないと思いました。本人はもちろん、身近にアレルギーの方がいるだけでもたいへんなのに、それを相談できる人がいない、というのは本当につらいものです。

であれば、そのような人たちに役立つ情報を提供したり、悩みを解消することができないかと考えるようになったのです。

グルテンフリーライフ協会を設立

もともと私は20代後半のころから、「いつかは独立して起業したい」という漠然とした夢のようなものを抱いていました。

そして、30代を通じて、そのために資格を取得し、たくさんのビジネス書を購入し、ビジネス講座・セミナーなどにも数多く足を運びました。起業するためには、とにかく多くの知識や情報が必要であると思っていたのです。

それと同時に実際に、ある女性経営者のもとで働き、多くの実務を身につけました。そこで学んだのは、「女性の経営者は〝自身の抱えている悩み〟や〝困っていること〟を事業にして成功している人が多い」という事実です。

しかし、長い間、起業という夢を漠然と考えるだけで、「どのような事業をやりたいのか」という肝心の部分がわかりませんでした。そんなこともあり、ずっと具体的な一歩を踏み出せずにいました。心のどこかでは、「起業なんて自分には無理」と思っていたのかもしれません。

しかし、主人のグルテン過敏症をきっかけに、否応なく実践することになった「グルテンフリー生活」を楽しみながら行なう中、私の知識や情報、アイディアなどを、悩みを抱えている多くの人たちに提供することができないか、と考えるようになっていったのです。

そのとき、「自身が抱えている悩み」と「起業」、そしておこがましい言い方ですが「社会貢献」という3つのことが結び付いたのです。

そして、「これこそが今、私にしかできない使命だ！」と思い立った時点で、第一歩を歩み始めることができました。それまでの迷いや足踏みがウソのようでした。

ある人に、起業を夢見て足踏みしていた数年間と、決断から実行まで一気に駆け抜けたこのときのことを話したとき、

「もしかすると、その行動力と決断力も〝グルテンフリー〟のおかげじゃない？」

と言われたことをよく覚えています。

こうして、２０１３年12月、一般社団法人・グルテンフリーライフ協会を設立するに至りました。

協会の活動趣旨は、国内ではまだ認知度の低いグルテンフリーに関する情報や食品などの普及・推進、日本の米粉や大豆粉などを原材料としたグルテンフリー食品の海外での普及・推進です。まだ始まったばかりですが、めまぐるしい日々の中でグルテンフリーの普及活動に努めています。

今では、「グルテン過敏症」との出合いがまず私の体を変え、続いて思考を変え、さらに行動を変え、結果的に私の運命を変えてくれたと思っています。

人間は十人十色、食物もそれぞれのベストがある

ところで、本書では、グルテンフリーによって体が変化したことや体調不良の改善など

について書いていますが、私自身は決して「小麦（グルテン）を摂取しないこと」が、唯一最善の食事法だと勧めているわけではありません。

人間は十人十色というように、食生活においても「自分に合った食べ物」「自分に合わない食べ物」があるということを知っていただきたいのです。私にとっては「グルテンフリー」が合ったように、だれか他の人にとっては、その人なりのベストの食事があるからです。

そして、それを知っているのは、自分自身の体と心です。

ジョコビッチ選手が語っているように、「自分の体の声に耳を澄ませてほしい」のです。自分に適した食物を摂取する選択肢をご自分で探していただきたいのです。

すでに多くの皆さんもご存じのとおり、最近の研究で、病気の原因は遺伝ではなく、生活習慣や食生活がより大きく関連していることがわかってきました。

そして、食物アレルギーによる疾患も年々増加傾向にあります。

食事というものが人間の心と体にもたらす影響の大きさを知っていただき、本書を機にご自分の体質に合った食物を摂取するように心がけていただけたなら、著者としてこれに優る喜びはありません。

「グルテン過敏症」という診断にたどり着けない人たち

私は、わが家においては「グルテンフリー生活」を実践しながら、協会の運営に携わっていますが、協会を立ち上げてみてわかったのは、「グルテン過敏症」で苦しんでいる人の多さと深刻さです。

協会が主催したセミナーに参加してくださった女性の話は、いまだに強く記憶に残っています。

彼女は10年ほど前から不眠や抑うつ状態など、心身の不調を感じていたものの、いっこうにその原因がわからず、病院の各科を回り続けたそうです。いろいろな検査を受けたものの、これという病因は突き止められず、各科をたらい回しにされました。

そして、あるクリニックで下された診断が「うつ病」。彼女はそのとき、とりあえず原因がわかったことにほっとしたそうです。

すぐに何種類かの精神薬を処方され、飲み始めたものの、だるさや疲労感が募るばかりで、症状は回復するどころか、余計につらさを感じるようになってしまったのです。

このままの状態ではまずいと思い立ち、再びドクターショッピングを始めたところ、ある病院で「グルテン過敏症」と診断されたのでした。

そして、実際にグルテンをやめてみると、10年にわたって苦しめられ続けてきた症状が快方に向かったというのです。

「もしあのとき、グルテン過敏症という診断が下されなかったら、いまだに精神科に通いながら薬を飲み続けていたかもしれません」と目に涙をためながら話してくださいました。

もしかすると、皆さんの周囲にもグルテン過敏症だということがわからないままに、原因不明の症状に苦しんでいる方がいるかもしれません。

アメリカ人の80%が未診断患者という現実

その他、日本に留学しているスペイン人の方から問い合わせをいただいたこともあります。彼はまだ日本に来たばかりで、日本語もあまりわからず、原材料表示の読み方もわからず、「グルテンフリー食品」の入手法もわからず、切実に困っていました。

また、ある国際企業の日本支社で働くアメリカ人の方は、海外からグルテン過敏症の上司が日本出張に来る際、案内すべきレストランがなくて困っていると訴えていました。その上司の方は、仕事で長期滞在する予定だったのが、食生活に困り果て、なんと予定を切り上げて母国に帰国してしまったのだそうです。

このように、グルテンの問題を抱えているのは欧米人の方に比較的多くいらっしゃいますが、日本人にとっても決して他人事ではありません。

人種が異なって食べるものが違っても、同じ人間なので本質的には変わりません。日本人でもグルテン過敏症やセリアック病と診断された方も多くいますし、その数は増えているのです。

ある病院のデータ（Interdiscip Toxicol. 2013 vol6）によると、アメリカにおけるセリアック病の発症率は右肩上がりに伸びています。１９９０年には約２万７０００人だったのが、２００９年には、７万７０００人近くまで増加しているのです。

現在、セリアック病患者は、アメリカでは約３００万人ほどといわれており、国民の１３３人に１人という割合です。またグルテン過敏症に限っては、20人に１人の割合でいるといわれています。しかし、こうした疾患を持つ人の80％が未診断患者（ＵＣＬＡメディカルセンター調査より）ということからも、いかに発見が難しいかがわかります。

じつは私の姪（日本人）もその一人です。私の身内には、２人もグルテン過敏症患者がいたのです。

グルテン過敏症だった姪っ子

２０１３年のちょうど大晦日でした。親族が一堂に会して食事を摂り、団らんをしていたところ、姪がトイレに行ったきり戻ってきません。あまりに長い時間だったため、外から「どうしたの？」と声を掛けると、「お腹が痛くて……」と言います。しばらくしてトイレから出た彼女はそのまま自室に向かいベッドに横になったきり、翌日の元旦の昼近くまで起きてこなかったのです。

遠方に住んでいるため、彼女とは年に一度くらいしか会う機会がありません。それでも彼女は体調が優れないことが多く、頻繁に腹痛があり、外出しても休んで座ることが多かったのです。両親は彼女の不調を知ってはいたものの、どうせ食べすぎや思春期の体調の変化だろうくらいにしか捉えていなかったようです。

彼女の様子を目にした私たち夫婦は、食べているものに問題があるのではないかと疑い始めました。主人もグルテン過敏症で長年苦しんできた経験から、すぐに「不調」と「食べ物」を結び付けて考えたのです。

彼女の両親に「セリアック病やグルテン過敏症の可能性もある」と伝えたところ、半信半疑ながら、病院で検査をしてもらうことになりました。

すると、セリアック病は陰性だったものの、グルテン過敏症という診断が下されました。姪の場合、血液を採取してから検査の結果が出るまで1週間あり、検査結果が出るまではグルテン食品を控えていたのですが、外食の際、ピザを食べたところ、その夜腹痛が再び起こったことで医師からはグルテン過敏症だと診断されたのです。

このように日本でもグルテンにまつわる症状を抱えた方はたくさんいらっしゃいます。

にもかかわらず、欧米と比べると、その取り組みにはとても大きな開きがあるといわざるをえません。

欧米で急成長するグルテンフリー市場

現地での調査もかねて、アメリカには毎年渡航していますが、年々グルテンフリーの食生活が日常に浸透してきているのを実感できます。

欧米はグルテンフリーが浸透しているとはいえ、それでも5～6年ほど前までは、健康や自然食品などに特化した高級スーパーマーケット（スプラウトやトレーダー・ジョーズ、ホールフーズ・マーケットなど）に行かないと品揃えが乏しいのが現状でした。またレストランに行く際にも、インターネットなどで事前の調査が必須でした。何か食べたいものがあるときに、思いのまま気軽に出かけることはやはり難しかったのです。

しかし近年、グルテンフリーマーケット（市場）は右肩上がりの増加傾向にあり、それは現地を歩いてみると肌で実感することができます。

たとえば、アメリカのスターバックスカフェでは、通常の商品と同様にグルテンフリークッキーが扱われています。スーパーマーケットに買い物に行く際も、ウォールマートやラルフスといった一般的なスーパーでも、グルテンフリー食品をよく見かけるようになりました。

いまやレストランやカフェ、ファーストフード店などに行くときにも、事前調査は必要ありません。グルテンフリーメニューを備えた店が確実に増え、不意の外出でもほとんど不自由を感じなくなりました。

どこにでもある街中のファミリーレストランでも、注文の際、ウエイターに食物アレルギーがある旨を伝えると、メニューに使用されている疑わしい食材をきちんと説明のうえ、希望の食材を抜いて調理してもらえます。もちろん、メニューに使用されているソースやドレッシングについても、使用調味料についてきちんと確認してくれます。

市販の加工調味料を使用している場合など、「代わりに塩やこしょうといったシンプルな味つけに調理しましょうか？」などとウエイターのほうから提案してくれることが、通常のサービスの中で行なわれているのです。

これらの背景には、欧米には多くの人種が生活しているという理由があります。それぞれ生活習慣や宗教上の食べ物などもまったく異なるため、顧客である消費者のニーズに的確に応えることのできない企業やレストランは、必然的に淘汰されてしまうのです。

もはや欧米では「グルテンフリー」は外食産業にとって無視できない存在になっているのです。

欧米での「グルテンフリー」は、はたしてブームなのか？

では、どうして彼らはグルテンフリーを無視できないのか、その理由がおわかりでしょうか。

外国ではグルテン過敏症の人が多いから？

いいえ、それだけではありません。

欧米では「グルテンフリー」と謳うことが、健康的な食生活を示す一種のステータスになっているのです。つまり、グルテンフリー食品を買うほとんどの人は、「病気」とは関係のない、一般の人たちなのです。

ＣＤＣ（アメリカ疾病予防管理センター）が発表した「２０１５年版アメリカ国民の肥満の現状」によると、成人の69％、２歳から19歳までの31・８％が肥満という状態です。肥満は心臓病や２型糖尿病などを引き起こすといわれており、アメリカでは肥満に関連する病気にかかる医療費は、年間１４７０億ドルから２１００億ドルと推定され、大きな社会問題となっています。

こうしたことを背景に、食生活を見直し、健康に気をつかう消費者が増加しています。彼らが有効な対策として行なおうとしているのが、「グルテンフリー」なのです。

また、欧米では近年、食の安全性や健康への意識が高まっており、食品の品質に対する消費者のチェックは厳しくなってきています。

アメリカ農務省の報告書によると、食料品店で原材料表示を見る成人の割合は、2007〜2008年の34％から2009〜2010年には42％に上昇したそうです。

この背景には医療保険改革法により、カロリー表示義務がレストランや自動販売機などにも拡大され、消費者が健康や栄養に気をつけて食品を選ぶようになったことがあります。さらに食品の品質、栄養に関する情報がインターネットや書籍などで多く紹介されるようになったことも大きな要因のようです。

こうした消費者の志向に応えるべく、食品業界がこぞって「グルテンフリー」をアピールしはじめたのです。

消費者は、自分の口に入る食品に何が含まれているかを気にするようになり、食品添加物の少ない、より自然で安心・安全な食べ物を食べたいという傾向が強くなっています。

もしこうした食生活の習慣が一過性のブームであれば、やがて衰退するでしょう。

しかし、私はグルテンフリーを実践し、その効果を実感する者の一人として、これはブームなどではないと言い切れます。健康志向の消費者によって支持されてきているグルテンフリーマーケットは、今後オーガニックマーケットのように定着していくと確信しています。

「和食」を世界にアピールするチャンス

日本政府観光局（JNTO）のニュースリリースによると、２０１５年に訪日した外国人が過去最高の１９７３万７０００人となり、45年ぶりに訪日外国人数と出国日本人数が逆転しました。２０２０年には、東京オリンピック・パラリンピックも控え、さらに多くの外国人が日本を訪れることになるでしょう。

その際、来日する人たちのあらゆる食習慣に対応することは、オリンピック開催国として欠くことのできない「おもてなし」になるはずです。多くの食物アレルギーや宗教上で定められている食事（ハラル・コーシャ）などにも、早急に対応することが求められているとつねづね感じます。

特にグルテンフリーについては、日本には世界無形文化遺産に登録された「和食」という文化があり、日本料理である寿司、懐石料理、割烹《かっぽう》、すき焼きなどは、調味料の原材料を少し見直すだけで、グルテンフリーメニューへの対応が可能です。ほんの少しの工夫で「グルテンフリー」対応ができるというのも、世界に誇るべき和食の特徴の一つといえます。

海外だけではなく、日本にもたくさんいる食物アレルギーの方々のためにも、一日でも早く、欧米に劣らない消費者目線に立った表示方法の整備が望まれます。

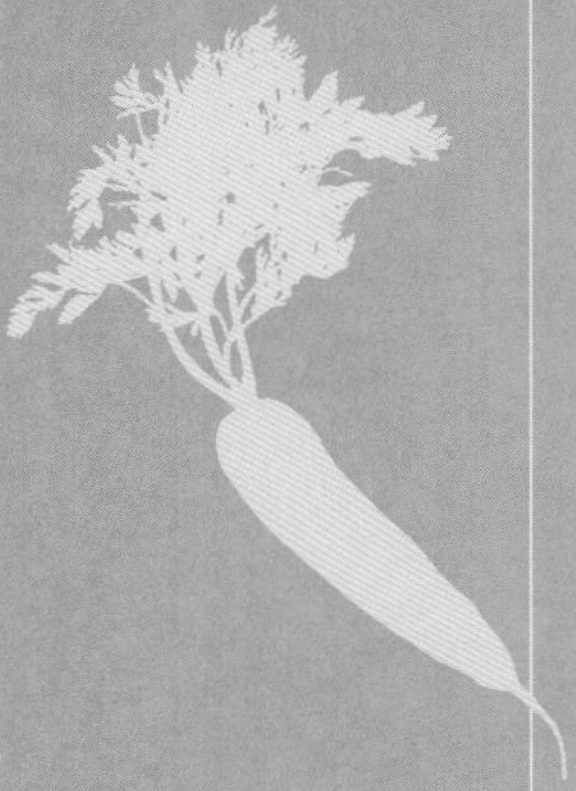

第2章

美味しい、楽しい、グルテンフリーレシピ

Original Gluten-free Recipe

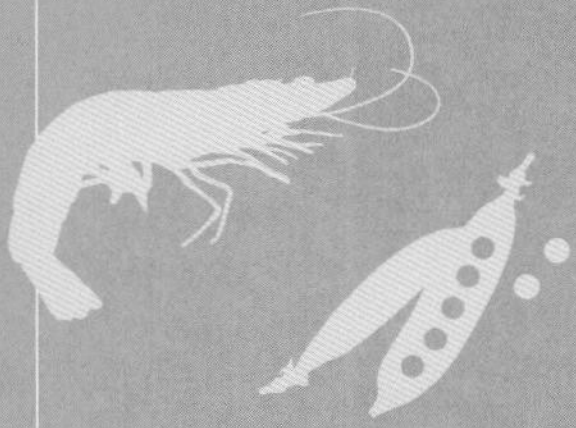

【本書のレシピ表記について】

※レシピに出てくる分量は、1カップ＝200ml、大さじ1＝15ml、小さじ1＝5mlです。

※調味料のしょうゆ、酒、みりん、ウスターソース、マスタード、ケチャップ、コンソメなどは、アレルギー対応・無添加のもの、塩は天然塩、砂糖はてんさい糖、きび糖をお勧めします。

※材料のトマト缶、トマトソース、バジルソース、チョコレート、ココアパウダー、ナッツ類、梅干しなどは、製造過程における小麦粉のコンタミネーション（混入）について、事前に確認されることをお勧めします。

※表記のない油、揚げ油は、オリーブオイル、ごま油、米油、ココナッツオイルをお勧めします。

グルテンフリーで、安心&健康の食生活を!

「和食」は手軽なグルテンフリー

じつは「和食」こそが身近なグルテンフリーだとわかれば、毎日の食事は日本で簡単に手に入る食材でまかなえます。

わが家ではどのようにグルテンフリー食材を選んでいるか、栄養カテゴリーに沿ってお話しします。

●炭水化物(糖質・食物繊維)

農林水産省の公式ホームページによると、炭水化物は、消化吸収される「糖質」と、消化吸収されない「食物繊維」とに分類されています。

糖質は、主として脳や体を動かすエネルギーになり、脂質に比べて燃焼が早いので、体に吸収されるとすぐにエネルギーになります。糖質は砂糖や果物などの甘いものだけでなく、ご飯、パン、麺類、いもなどにもデンプンとして含まれています。わが家では当然、パンや麺類などグルテンを含むものは完全に排除する代わりに、64ページで紹介するように玄米を楽しんでいます。

一方、食物繊維は、腸内の有害物質やコレステロールなどの排出を助けたり、便通を良くしたりする働きがあります。

わが家では、季節ごとの旬な野菜や果物を取り入れ、香り豊かなハーブ類(バジル、コリアンダー、ミント、ローズマリーなど)を料理のアクセントに活用しています。

●タンパク質(動物性・植物性)

タンパク質は、筋肉・内臓・皮膚・爪・毛髪など体のいろいろな部分を作るのに欠かせない栄養素で、主としてアミノ酸からできています。タンパク質は、肉類・魚介類・卵・

乳製品などに含まれる「動物性タンパク質」と、豆類・穀類などに含まれる「植物性タンパク質」の2つに分類できます。2つのタンパク質は、バランスが大切です。

わが家では穀類の中の麦類（小麦、大麦、ライ麦など）のタンパク質を摂取できませんので、牛肉、豚肉、鶏肉や、魚介類では旬の魚、卵などをレシピに合わせて選択しています。

乳製品は、ヨーグルトは生乳１００％、生クリームは無添加、チーズはナチュラルチーズを選ぶとよいでしょう。アイスクリームは、各メーカーに原材料を確認してからの購入をお勧めします。

●ビタミン

ビタミンもまた体の調子を整えるのに欠かすことのできない栄養素です。水に溶ける「水溶性」と、水に溶けず脂に溶ける「脂溶性」に分けられ、おもに緑黄色野菜、果物、レバーなどに含まれています。

わが家ではデザートとして、缶詰などの加工品ではなく、手頃に食べられる旬の新鮮な果物を取り入れています。

また発酵食品は積極的に摂取するように心がけ、和食であれば味噌、納豆、しょうゆ、塩麹《しおこうじ》など、和食以外であれば、ヨーグルト、チーズ、ワイン、バルサミコ酢などといった多くの食品を取り入れています。

中華料理にもチャレンジ！

グルテンフリーに挑戦する際、食材が手に入りやすい和食やイタリアンなどは簡単ですが、中華調味料（豆板醤《トウバンジャン》、甜麺醤《テンメンジャン》、オイスターソースなど）には基本的にグルテンが含まれるため、中華料理はなかなか難しいのが現実です。

私は今、メニューでも紹介しているグルテンフリーのラーメンなどを用い、自家製中華調味料を使った中華料理に挑戦中です。

だしの基本は「かつおぶし」「昆布」「煮干し」、プラス塩麹

だしはどうするか?

和風や中華だしの素やコンソメにはグルテンが含まれるため、料理に使う「だし」をどうしたらよいか、と言う方が多くいます。

そこでいま一度、和食の基本調味料である「かつおぶし」「昆布」「煮干し」、そして「塩麹」を見直しましょう。

基本3種のだしに加え、忘れてはならないのが「塩麹」です。ご存じのとおり、数年前から見直され、今や定番となった万能調味料です。

塩麹は下味としても、お肉やお魚をつけておくだけで柔らかくなり、うま味や甘味を引き出してくれます。これは、食材に含まれるデンプンやタンパク質を分解するためです。

また、市販のドレッシングの代わりに、生でグルテンフリー・ドレッシングとしても活用できる優れもの。

わが家では、特に鶏のむね肉を利用することが多いのですが、むね肉は火を通すとすぐに硬くなりパサパサの食感になってしまうので、この塩麹は常備品です。下味として塩麹につけておくと、硬くなりにくいうえに、うま味も浸透するので、塩麹はグルテンフリー料理の強い味方といってよいでしょう。

洋風のだしは?

次に洋食のだしですが、わが家では骨付きのお肉や鶏ガラを多く利用します。表面を軽く焼いて焼き色をつけ、しっかりうま味を閉じ込めてから、野菜などと一緒にスープで煮込むと、お肉や骨から天然のだしが出ます。

調味料は和食ベースで揃える

基本は「無添加」

調味料は基本的に「味噌」「しょうゆ」「みりん」「酒」「お酢」など和食の調味料を多く使います。

わが家の場合は、たとえ少量使いの調味料であってもグルテンの混入があると敏感に反応してしまうので、必ず原材料および工場でのコンタミネーション（混入）がないことを確認してから購入しています。したがって調味料に関しては選択肢がほとんどありません。食品添加物が含まれていない天然材料が使用された商品を選んでいるのです。

たとえば、味噌ならば多くのメーカーから「無添加味噌」が販売されています。原材料を確認すると、大豆・米・食塩の3種類くらいしか表示されていません。しょうゆ、みりん、お酒やお酢すべて商品を選択する基準は同じで、「無添加」です。

「調味料まで気にしていたら、せっかく始めようと思ったグルテンフリー食生活が挫折しそう」という声が聞こえてきそうですが、天然素材を使用しているシンプルで安全な商品を選ぶだけですから心配ありません。

砂糖であればミネラル豊富なてんさい糖や、きび糖など、塩ならば自然海塩です。

体に良い影響を与える油を選ぶ

油に関しても気をつけています。

●オリーブオイル

一番頻繁に使用する油です。酸化しにくいオメガ9脂肪酸であるオリーブオイルは加熱に強く、風味が良いので、そのままサラダのドレッシングにも利用しています。

●ココナッツオイル

成分である「中鎖脂肪酸」が脂肪燃焼に役立ち、代謝を促してくれます。トランス脂肪酸やコレステロールがゼロという点も魅力です。オリーブオイルと同様に加熱に強いので、わが家ではタイ料理のときに使用したり、毎日コーヒーに入れて飲んだりしています。

●ごま油

不飽和脂肪酸の一種であるリノール酸やオレイン酸が豊富に含まれるので、血液の中のコレステロール値を下げてくれて、動脈硬化や肥満の予防効果が期待できます。

また他の調味料では、ケチャップや各種ソース類、マヨネーズなどがありますが、基本的に多くの食品添加物（グルテン含有成分）が含まれているために購入は避けています。マヨネーズは家庭でも簡単に作れますが、他の調味料に関しては自家製で作るのはなかなか難しいですね。

わが家では手に入りにくい調味料だけは、海外で販売されている「Gluten Free」と明記されている商品を購入しています。最近では、日本まで配達日数3～5日、40ドル以上の注文で送料無料というようなお手頃な海外の通販サイトもあります。

加工食品はここに注意！

そばも要注意

買い物に行く際には、必ず加工食品の表示を確認するのが私の日常です。今でも多くの食品に小麦（グルテン由来）が添加されていることに驚きます。

和食の代表であるそばも例外ではありません。以前は、そばはグルテンフリーが当たり前だと思っていました。ジョコビッチのメニューでも取り上げられているとおり、海外ではそばといえばグルテンフリーと認知されています。

しかし実際のところは、日本で十割そばを見つけるのは難しく、もし十割そばを見つけたとしても、工場でのコンタミネーション（混入）が多いのが現状です。

そばに小麦粉を入れるのは、麺に加工する際に、つなぎが必要なためです。

●穀物加工品

グルテンは、小麦だけにかかわらず、大麦、ライ麦などのほとんどの麦類に含まれています。唯一、オーツ麦はグルテンが含まれていません（ジョコビッチレシピでも紹介）。ただ、アベニンというタンパク質（グルテンの中に含まれるグリアジンに似た成分）が含まれているので、グルテンに敏感な方は注意が必要です。

その他、全粒粉＝グラハム粉（正確には、この2つは製法が異なります）やセモリナ粉などの原材料はすべて小麦です。

●食肉製品・魚肉ねり製品

ベーコン、ハム、ソーセージ、冷凍ハンバーグ、ミートボール、魚肉ハム、魚肉ソーセージ、かまぼこには、ほとんどの場合、小麦が添加されています。

また、カレー、パスタソース、××の素、即席スープ、即席みそ汁など、数多くの商品の原材料を見ると、小麦や食品添加物が多く含まれています（一部、無添加商品を除く）。

●清涼飲料水

果汁100％ジュース、牛乳、豆乳などの天然原料の商品は、基本的に大丈夫ですが、それ以外のジュース類や「××味」などの風味がついたものは、食品添加物が入っているので注意が必要です。スポーツドリンクも、メーカーや種類によってはグルテンが含まれている商品や、工場でのコンタミネーションなどもあります。

●アルコール類

ワイン、日本酒、焼酎（米・いも）、泡盛などは心配ありません。ただ、ウォッカやジンは、大麦、小麦、ライ麦、じゃがいもなどの穀物を原材料に使用しています。

これらはほんの一例です。原材料に「小麦」と表記されていない場合でも、食品添加物としてグルテン含有成分（アミノペプチド複合体、デキストリン、加水分解物など）に含まれる場合も多いので、食品を購入する際には裏面の原材料表示を確認してみてください。

ただし、ここまで原材料表示に注意しなくてはいけないのは、あくまでも小麦アレルギーやグルテン過敏症の方向け。一般の方はここまで厳密にやる必要はないでしょう。

それでもすべての人にとって、なるべく添加物の少ない食品を摂るに越したことはありませんので、原材料表示の確認を買い物の際の習慣にしてください。

グルテンフリーメニューは和食ベースのおかずが手軽でイチバン

ぴらなど、食卓に並ぶ頻度が高いメニューはすべてグルテンフリーです。

麻婆豆腐に関しては、グルテンフリーの豆板醤や甜麺醤が手に入らないので、味噌と唐辛子で代用します。

奥が深いカレーメニューはわが家の定番

また、レシピでもご紹介している「3種のスパイスカレー」に関しては、主人の好きなメニューで、わが家はほぼ毎週末カレー(笑)。一生のうちでこんなにカレーを食べるとは夢にも思いませんでしたが、カレーは本当に奥が深く、新陳代謝を高め、整腸作用や消化作用等もあるので、健康への有用性はもちろん、美容効果も期待できるメニューです。

最初は、インドカレーを本格的に家で作るのはハードルが高いなと思っていましたが、基本のスパイスさえ揃えれば、簡単に家庭でも作ることができます（66ページ参照）。

家庭のメニューはどれもOK

わが家では、味噌を活用したメニューを多く作ります。たとえば、豚汁（または、けんちん汁）は豚肉、根菜類の野菜も多く入っており、加えて豆腐にしらたきといった具合に、ミネラルやビタミンなどの栄養素がたっぷり入った優れもののメニューだからです。他にも、さばの味噌煮、なすの味噌炒めなどもよく作ります。

どこの家庭でも作っている鶏肉やさばの唐揚げ、豚の生姜焼き、肉じゃが、いわしのかば焼き、つくね、れんこんとにんじんのきん

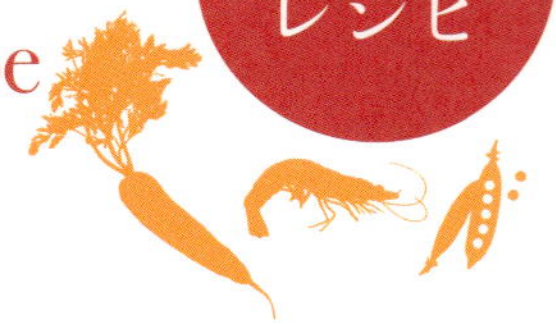

いわしのつみれ汁

高栄養・安価・美味しいと三拍子そろったいわしは、つみれにすれば小骨も気にならず、カルシウムや鉄分も簡単に摂取。

材料（2人分）

いわし……2尾
A
- 砂糖……小さじ1
- 塩……小さじ⅓
- 片栗粉……大さじ1
- おろし生姜……小さじ½

大根……⅙本
にんじん（小）……⅓本
水菜……1束
ごぼう……⅓本
長ねぎ……1本
えのき茸……1袋
万能つゆ
（グルテンフリー・3倍濃厚）……大さじ4
水……カップ2½

作り方

1 いわしは頭、尾、内臓を除いてぶつ切りにし、Aを加えてフードプロセッサーで攪拌する。

2 大根は5㎜厚さのいちょう切り、にんじんは5㎜厚さに切って型で抜く。水菜はざく切り、ごぼうは笹がき、長ねぎは斜め切りにする。えのき茸は石づきを取り除き、小房に分ける。

3 鍋に万能つゆと水を入れて煮立て、1のタネを丸めて入れ、2の煮えにくい野菜から鍋に入れて火を通す。

※このレシピは「四穀つゆ」（P.138）を使用。

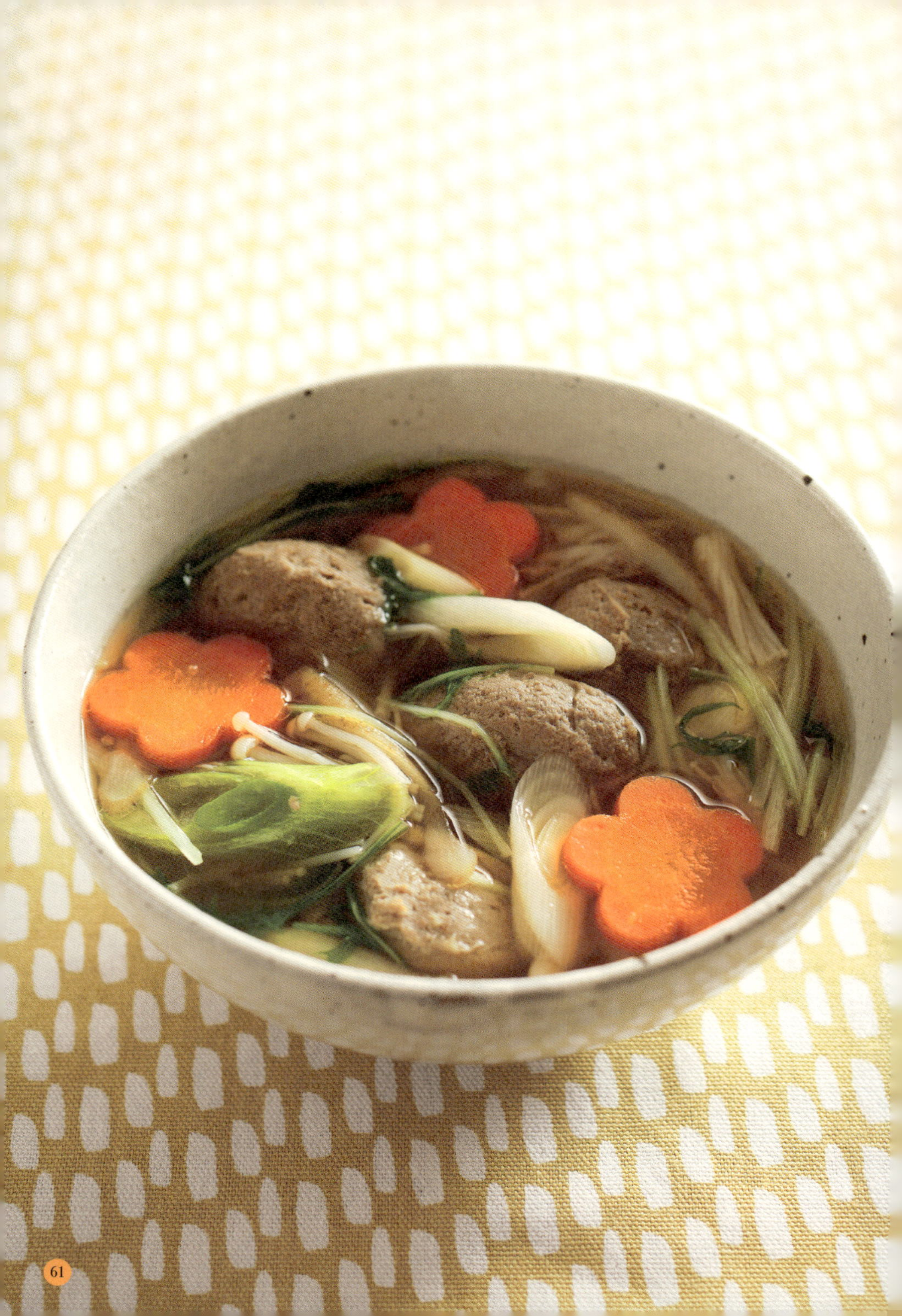

Original
Gluten-free
Recipe

野菜の
レシピ

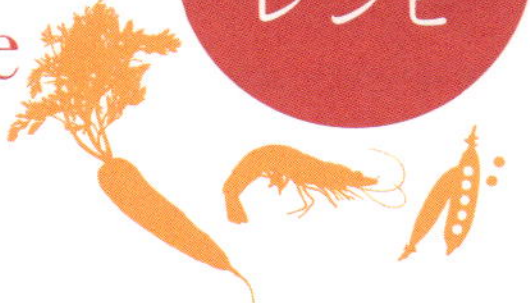

揚げ野菜のマリネ

野菜のうま味を生かした素揚げは、食材本来の美味しさが味わえる調理法。素揚げした野菜をつゆで和えるだけの簡単マリネ。

材料（3～4人分）

れんこん……½節
グリーンアスパラ……4本
玉ねぎ……½個
なす……2本
にんじん……1本
ズッキーニ……1本
赤・黄パプリカ……各½個
本しめじ……1パック
万能つゆ
（グルテンフリー・3倍濃厚）……¼カップ
揚げ油
（コーン、紅花、ひまわり油等）……適宜
水……½カップ

作り方

1 れんこんは、皮をむいて3～4㎜の輪切りまたは半月に切り、さっと水でゆすいでざるに上げる。

2 アスパラは固い部分の皮をむき、5㎝の長さに切る。玉ねぎは8㎜のくし形に切る。なす、皮をむいたにんじん、ズッキーニは3㎜の輪切りにする。パプリカは種を取り、5～6㎜の短冊切りにしてから長さを3㎝程度に切る。しめじは石づきを取り除き、小房に分ける。

3 水で薄めた万能つゆをボウルに入れておく。

4 揚げ油を180℃に熱し、1、2の野菜を火の通りにくいにんじん、れんこんなどから一種ずつ入れて、歯ごたえが残る程度に素揚げしたのち、3に入れてマリネにする。

※このレシピは「四穀つゆ」（P.138）を使用。

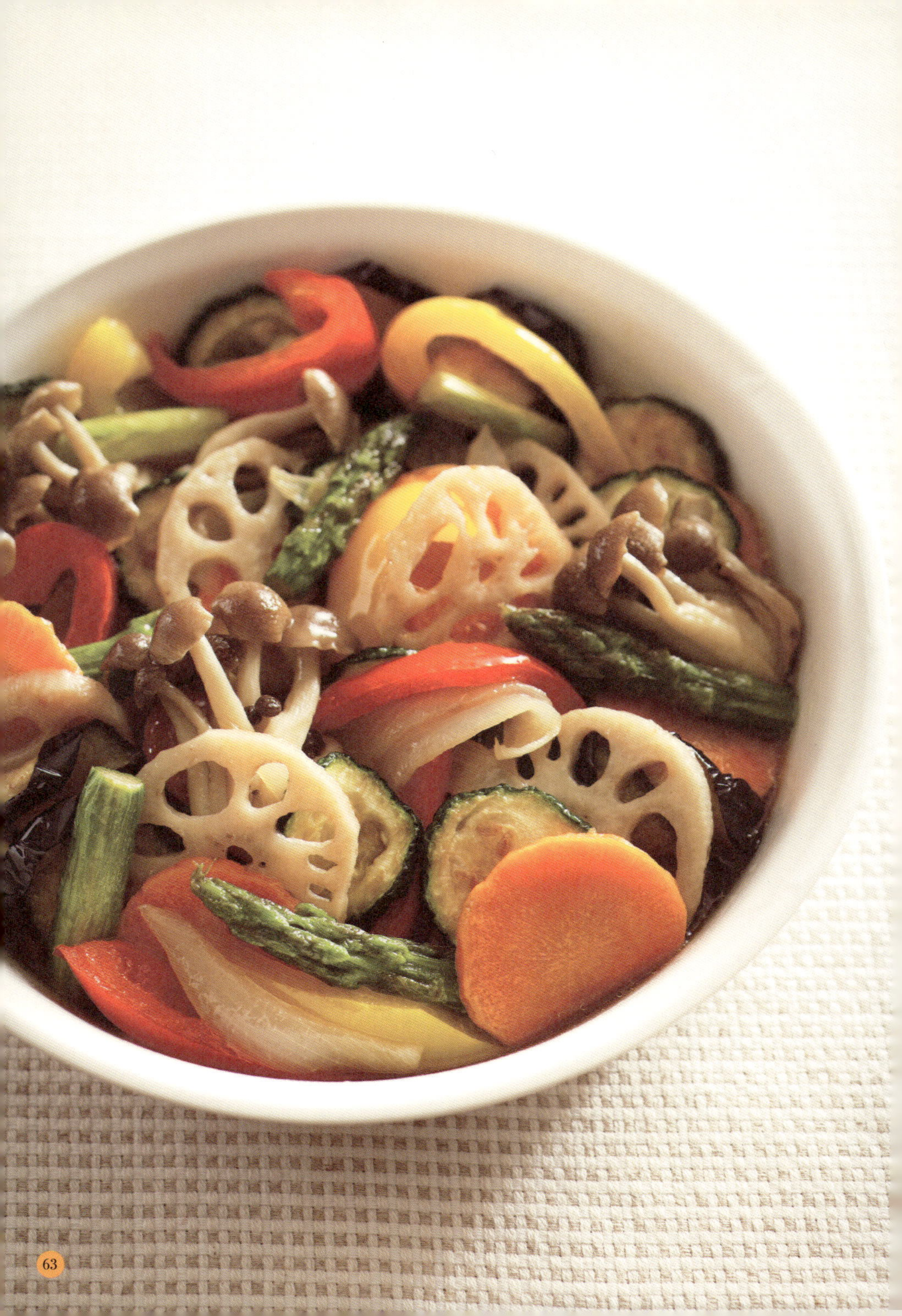

牛肉とねぎの混ぜご飯

健康・美容食材として人気の玄米は、食物繊維が豊富。
煮込んだ具材を炊きたてのご飯に混ぜるだけの簡単調理！

材料（4人分）

玄米……………2合
水……………480ml
牛薄切り肉……………150g
A　しょうゆ……………大さじ2
　　砂糖……………大さじ1
　　みりん……………大さじ2
生姜……………2片
万能ねぎ……………10本

作り方

1 玄米は洗って水気を切り、水に浸け、袋の表示どおりに炊飯器で炊く。
2 小鍋に牛肉とAを加えて、よく揉み混ぜる。
3 中火にかけてそのまま煮立て、肉の色が変わってきたら、ときどき混ぜながら弱火で8分煮る。みじん切りにした生姜を加え、しんなりするまで1～2分火を通す。
3 炊きたての玄米ごはんに3を汁ごと加え、万能ねぎの小口切りを加えて混ぜる。

※このレシピは玄米食専用品種「金のいぶき」(P.137)を使用。他の玄米ではレシピ通りに調理してもこの通りにならない場合もありますので、ご注意ください。

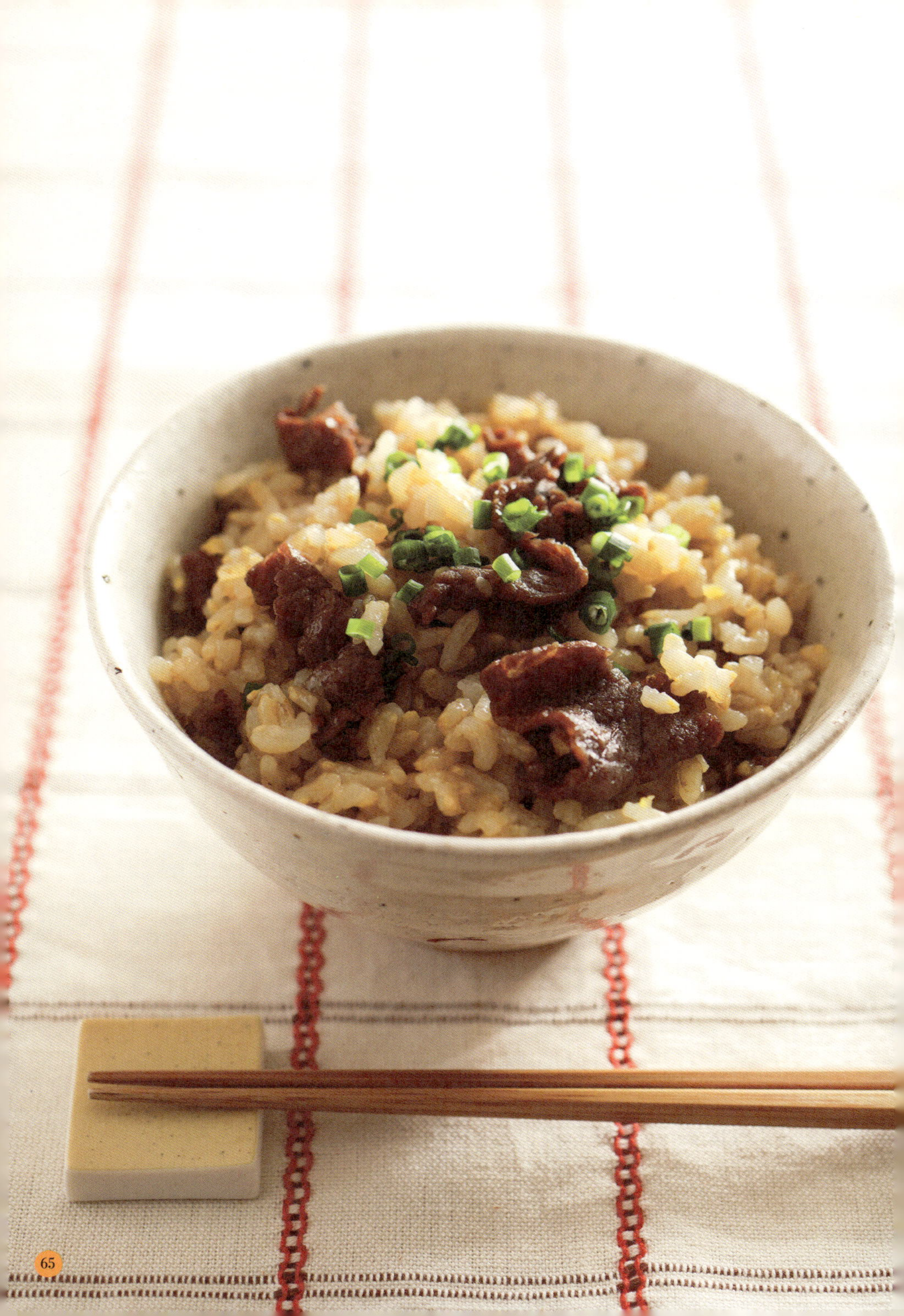

3種のスパイスカレー

本格インドカレーは3種のスパイスのみで作るから簡単！
ほうれん草と合わせれば、女性にはうれしい貧血予防効果も。

材料（2人分）

ほうれん草……1束
じゃがいも……2個
玉ねぎ……½個
にんにく……1片
生姜……1片
油……大さじ1
クミンシード……小さじ½
合ひき肉……200g
トマト缶（水煮・カット）……100g
A｜コリアンダー……大さじ½
｜カイエンペッパー……小さじ½
｜ターメリック……少々
塩……小さじ⅓
こしょう……少々
湯……¾カップ

作り方

1 ほうれん草は茹でて、みじん切りにする。じゃがいも1個は皮をむいて小さめの乱切りにする。玉ねぎ、にんにく、生姜はみじん切りにする。

2 フライパンに油とクミンシードを入れて中火にかけ、色づくまで炒める。1のにんにく、生姜を加えて香りをつけ、玉ねぎを加えて炒める。

3 2に合ひき肉を入れて炒め合わせ、トマト缶を加え水分が飛ぶように炒めたら、弱火にしてAのスパイスと塩、こしょうを加え混ぜる。

4 3に湯を入れ、ひと煮立ちしたら1のじゃがいもと残りのじゃがいもをすりおろして加え、ふたをして弱火で12〜13分煮る。最後に1のほうれん草を加えて、ひと煮立ちさせる。

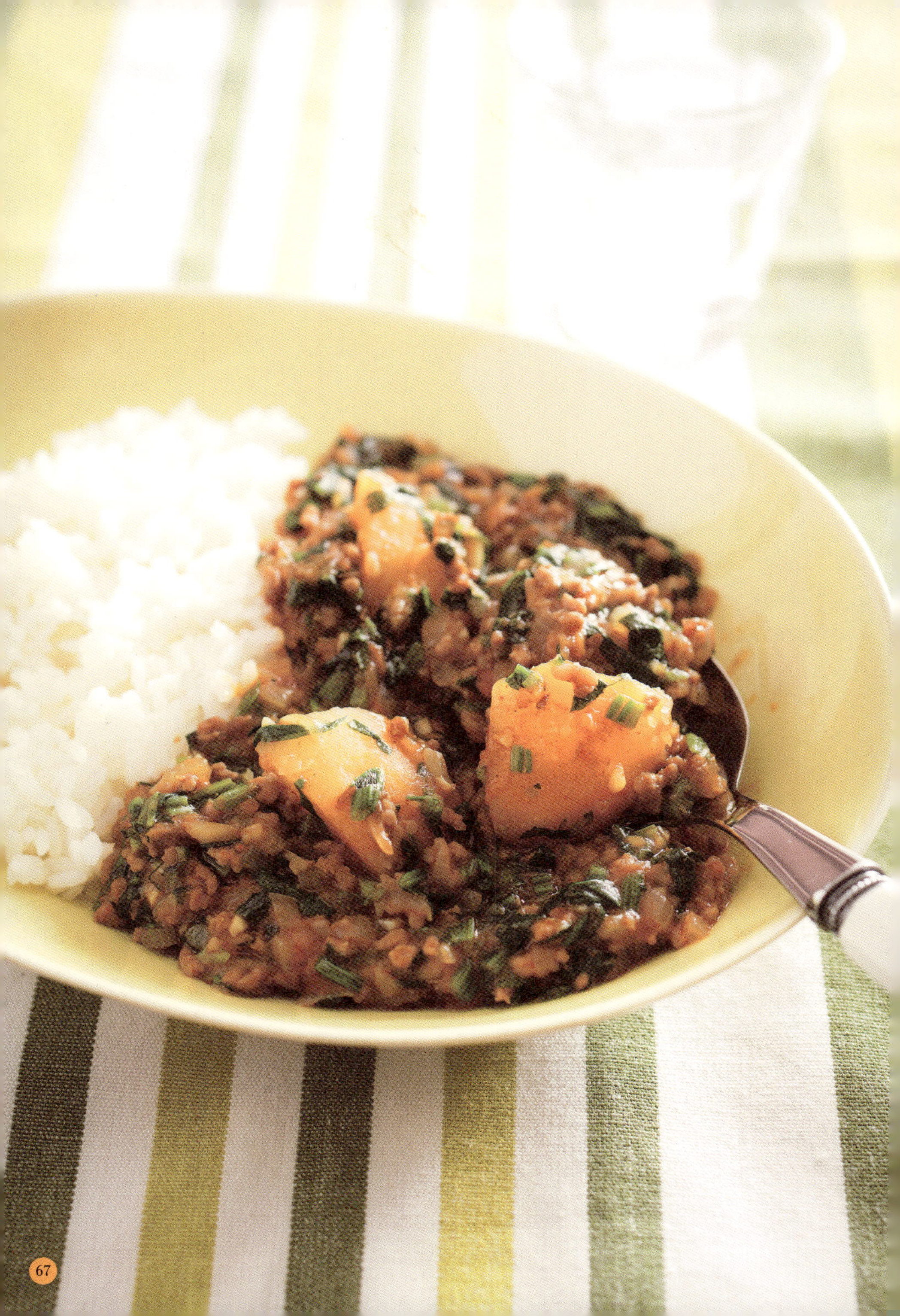

さわらの塩麹焼き

Original Gluten-free Recipe

魚のレシピ

発酵食品の塩麹は、豊富な乳酸菌を含む定番の万能調味料。さわらと合わせれば、あっさりなのにうま味が深い和食のおかずに！

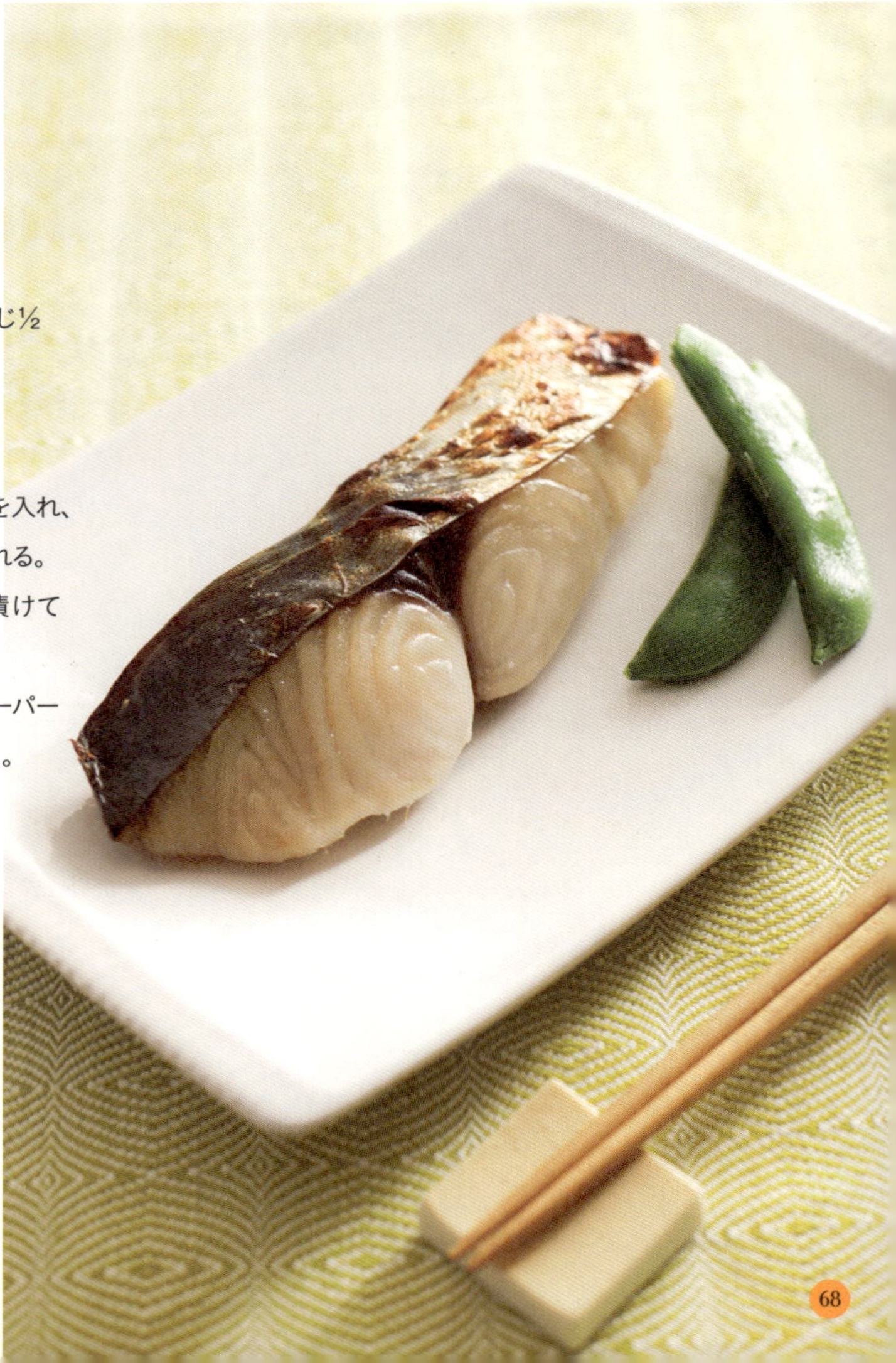

材料（2人分）

さわら……2切

A 塩麹……大さじ1 ½
砂糖……大さじ1
みりん・酒……各大さじ½

スナップエンドウ……適宜

作り方

1 ビニール袋かバットにAを入れ、さわらの水気を拭いて入れる。

2 1時間半〜2時間ほど漬けて味をしみ込ませる。

3 2のさわらをクッキングペーパーで軽く拭き、グリルで焼く。

※もしあれば、スナップエンドウなど付け合わせの野菜も一緒にグリルで焼く。

※塩麹は焦げやすいので、火加減に注意する。

小麦の代用食材でつくるメニューもこんなに美味しい

小麦粉は米粉で代用

料理レシピ本を見ると、本当に小麦粉を使用したメニューが多いなと感じます。

そこで重要になってくるのが、材料の置き換えです。これならふつうのレシピ本に載っている小麦粉使用メニューも作ることができます。たとえば、小麦粉の置き換えとして、私は米粉や片栗粉を使用しています。少し前までは、米粉は小麦粉と比較すると値段が高かったのですが、最近では流通量も多くなり、価格もだいぶ手頃になってきました。

また、米粉はお米の新しい食べ方として、ここ数年急速に脚光を浴びています。製粉技術の進歩によりパンやケーキ、麺類など幅広い用途で利用されるようになり、また米粉特有のモチモチとした食感も人気を集めている理由の一つでしょう。米粉のメリットは、

①粒子が細かく、ダマになりにくい
②油の吸収率が少なくカリッと仕上がる
③バランスのとれたアミノ酸が豊富

など、たくさんあります。

ヘルシーなビーフンはパン粉の代わり

パン粉の代用品としては、細かく刻んだビーフンを使用しています。現在グルテンフリーのパン粉は、国内ではまだスーパーで見かけることはありません。比較的簡単に手に入りやすいビーフンを砕いたり、切ったりして使い、揚げ物料理を作っています。

次ページから小麦粉を別の食材で代用した「置き換えレシピ」をご覧いただきます。

Original
Gluten-free
Recipe

小麦
置き換え
レシピ

あっさり
米粉シチュー

バターを使わないから低カロリー！　米粉を溶いてとろみをつけるだけなので、なめらかな味わいとすっきりした後味が特徴。

米粉で
簡単
ホワイトソース

材料（2人分）

じゃがいも……1個
にんじん……½本
玉ねぎ……½個
ブロッコリー……¼株
エリンギ……2本
鶏手羽元……4本
油……小さじ2
水……1 ½カップ
コンソメ（顆粒・アレルギー対応）……大さじ1
牛乳……1 ½カップ
米粉……25g
塩・こしょう……少々

作り方

1 じゃがいも、にんじんは皮をむき、玉ねぎとともにひと口大に切る。ブロッコリーは小房に分ける。エリンギは縦に裂き、長さを半分に切る。
2 鍋に油を熱し、鶏手羽元、1 の野菜を入れ、炒め合わせる。水を加え、アクを取りながら中火で煮込む。
3 材料が軟らかくなったら、コンソメと牛乳の半量を加える（写真1）。
4 残りの牛乳で米粉を溶き、3 が沸騰したらかき混ぜながら、少しずつ加えてとろみをつける（写真2）。最後に塩・こしょうで味をととのえる。

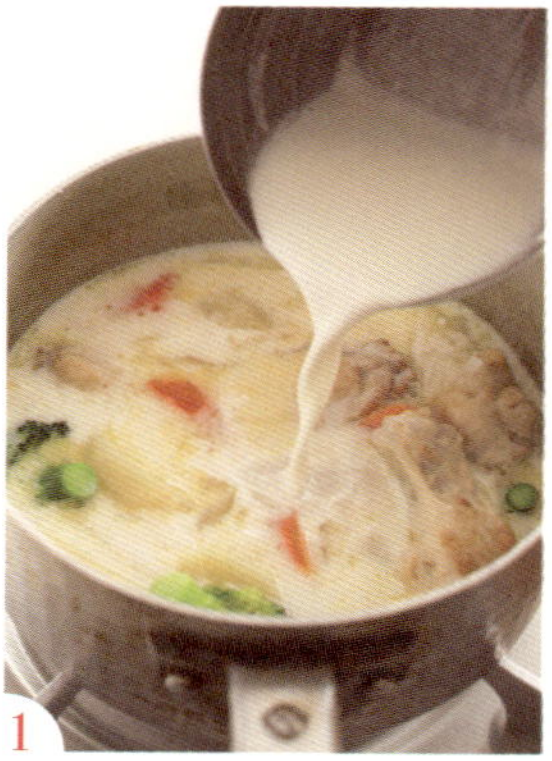
1

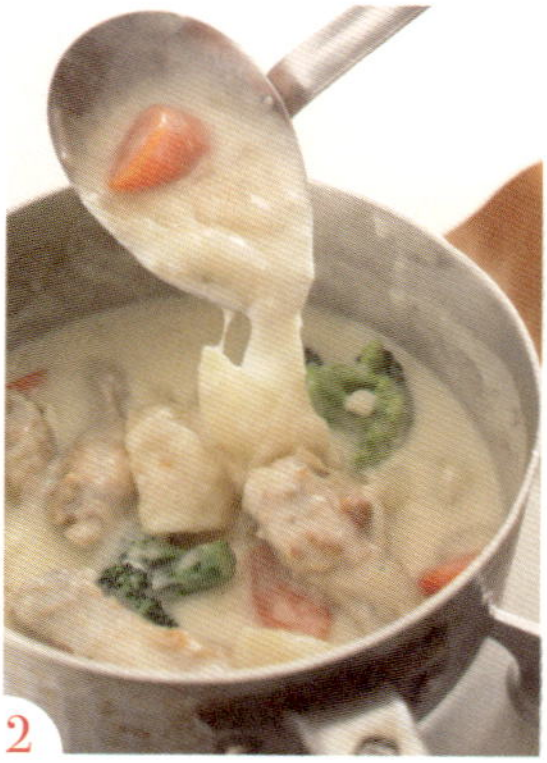
2

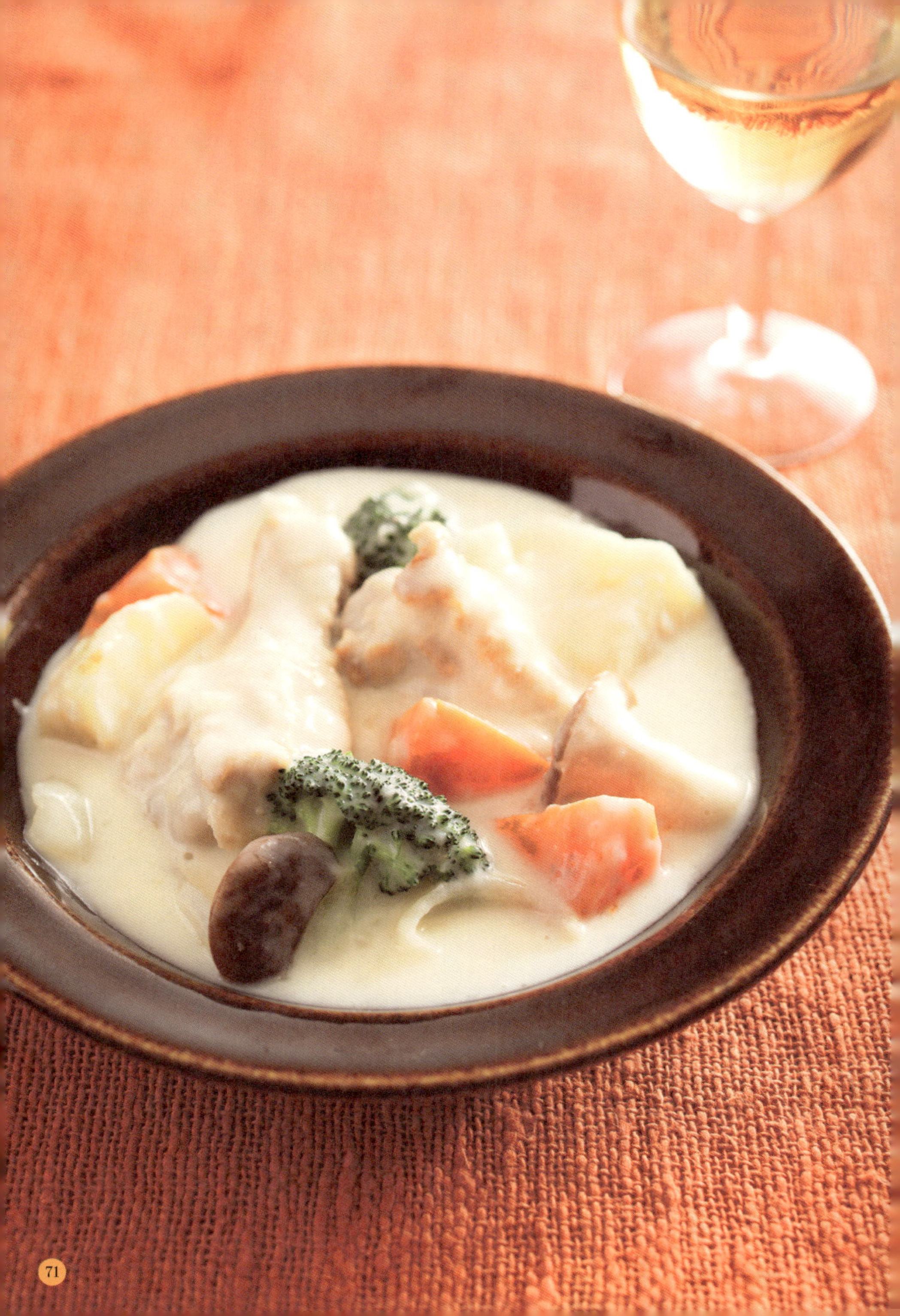

Original
Gluten-free
Recipe

小麦
置き換え
レシピ

豚しゃぶのキヌアソース

NASAも注目するスーパーフードとして、最近注目されているキヌア。いつもの豚しゃぶ料理がおしゃれなメニューに早変わり。

キヌアで栄養価の高いとろみを！

材料（2人分）

豚肩ロース肉（しゃぶしゃぶ用）……120g
紫玉ねぎ……¼個
セロリ……¼本
水菜……2株
キヌアソース（作りやすい分量）
　キヌア……30g
　水……1カップ
　万能つゆ（グルテンフリー・3倍濃厚）……大さじ2

作り方

1 豚肉は熱湯で1枚ずつさっと茹で、ざるに広げて冷ます。
2 紫玉ねぎは薄切りにして水にさらし、水気を切る。セロリは短冊切り、水菜は5cmに切る。
3 キヌアは水を3～4回替えて洗い、水とともに鍋に入れ、中火にかける。煮立ったら弱火にする。水分がほとんどなくなってきたら、全体をよく混ぜてとろみを出す（写真1）。
4 3の茹でキヌア大さじ5と万能つゆを混ぜてソースを作る（写真2）。
5 器に2の野菜を盛り、1の豚肉をのせ、4のソースをかける。

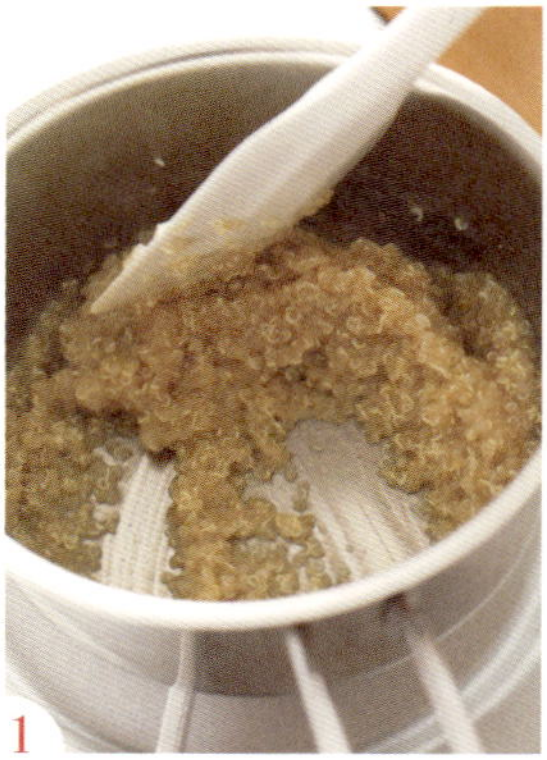
1

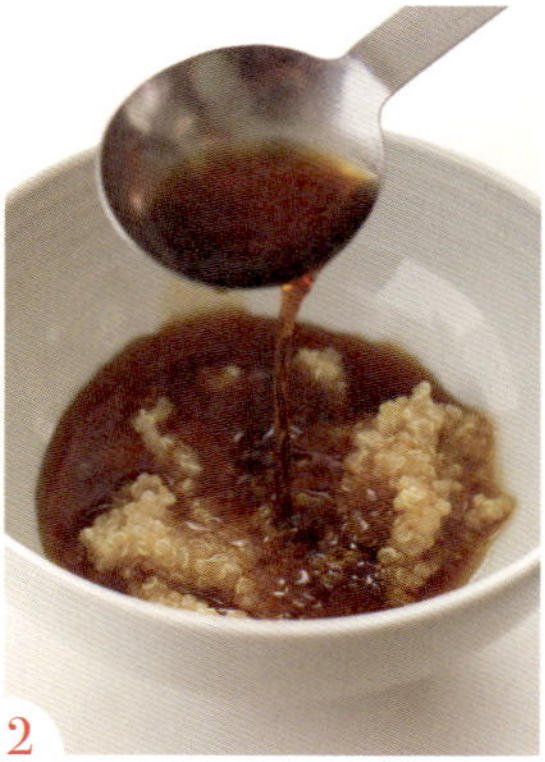
2

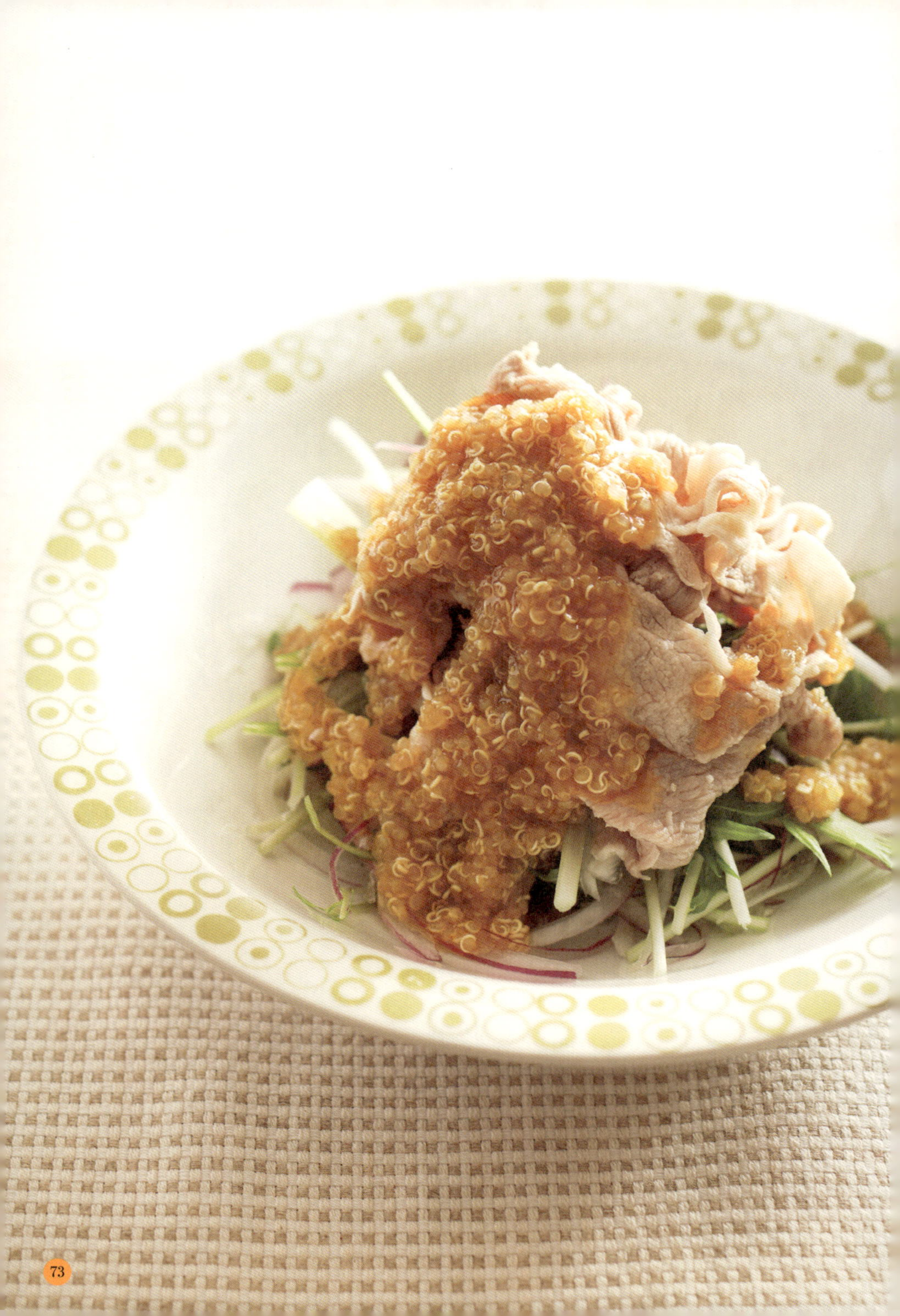

Original
Gluten-free
Recipe

小麦
置き換え
レシピ

新じゃがいものニョッキ

じゃがいも特有のタンパク質ポテトプロテインは、パンの3倍の腹持ちで満腹感あり。イタリアン風トマトソースとご一緒に。

「つなぎ」にも
使える
片栗粉・米粉

材料（2人分）

ニョッキ（作りやすい分量）

- じゃがいも……1個
- 片栗粉……50g
- 豆乳……25ml
- 塩……少々
- こしょう、ナツメグ……少々

トマトソース（2人分）

- 玉ねぎ……¼個
- セロリ……10g
- にんじん……15g
- オリーブオイル……大さじ½
- にんにく……¼片
- 赤唐辛子……¼本
- 塩・こしょう……適宜
- しょうゆ……小さじ1
- トマトピューレ……100ml

パセリ……適量

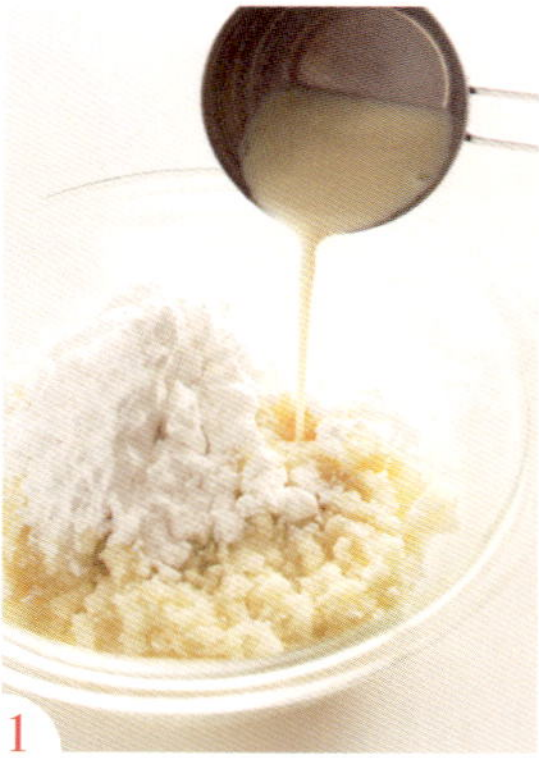
1

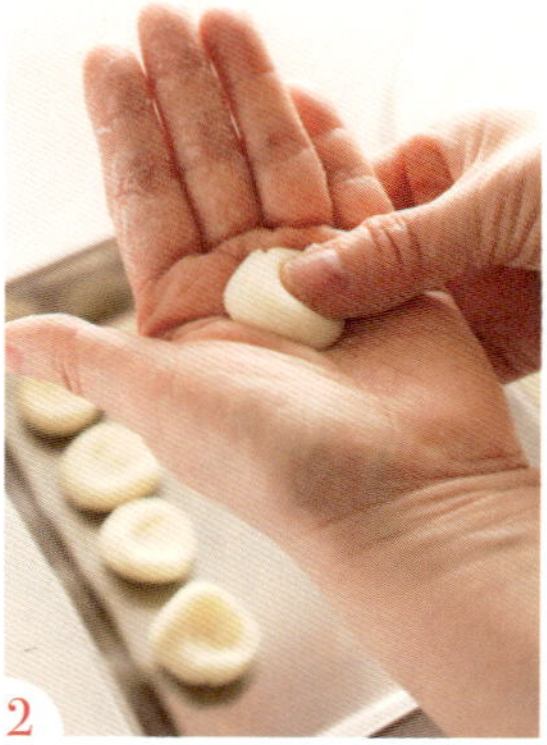
2

作り方

1 玉ねぎ、セロリ、にんじんは、みじん切りにする。

2 鍋にオリーブオイルを熱し、つぶしたにんにく、赤唐辛子を入れて香りをつけ、1を加え、しんなりするまで炒める。塩、こしょう、しょうゆで味をつけ、トマトピューレを加え、弱火で10〜15分煮込み、トマトソースを作る。

3 じゃがいもは丸ごと蒸して皮を取ってつぶし、片栗粉、豆乳を加えてよく混ぜ合わせ、塩、こしょう、ナツメグで味をととのえる（写真1）。親指くらいの大きさにちぎって丸め、少しつぶして平たくする（写真2）。

4 鍋に湯を沸かし、3のニョッキを2〜3分茹で、ざるに上げる。

5 2のトマトソースを温め、4の茹でたニョッキを加えて絡ませる。

6 器に5を盛り、みじん切りにしたパセリを振る。

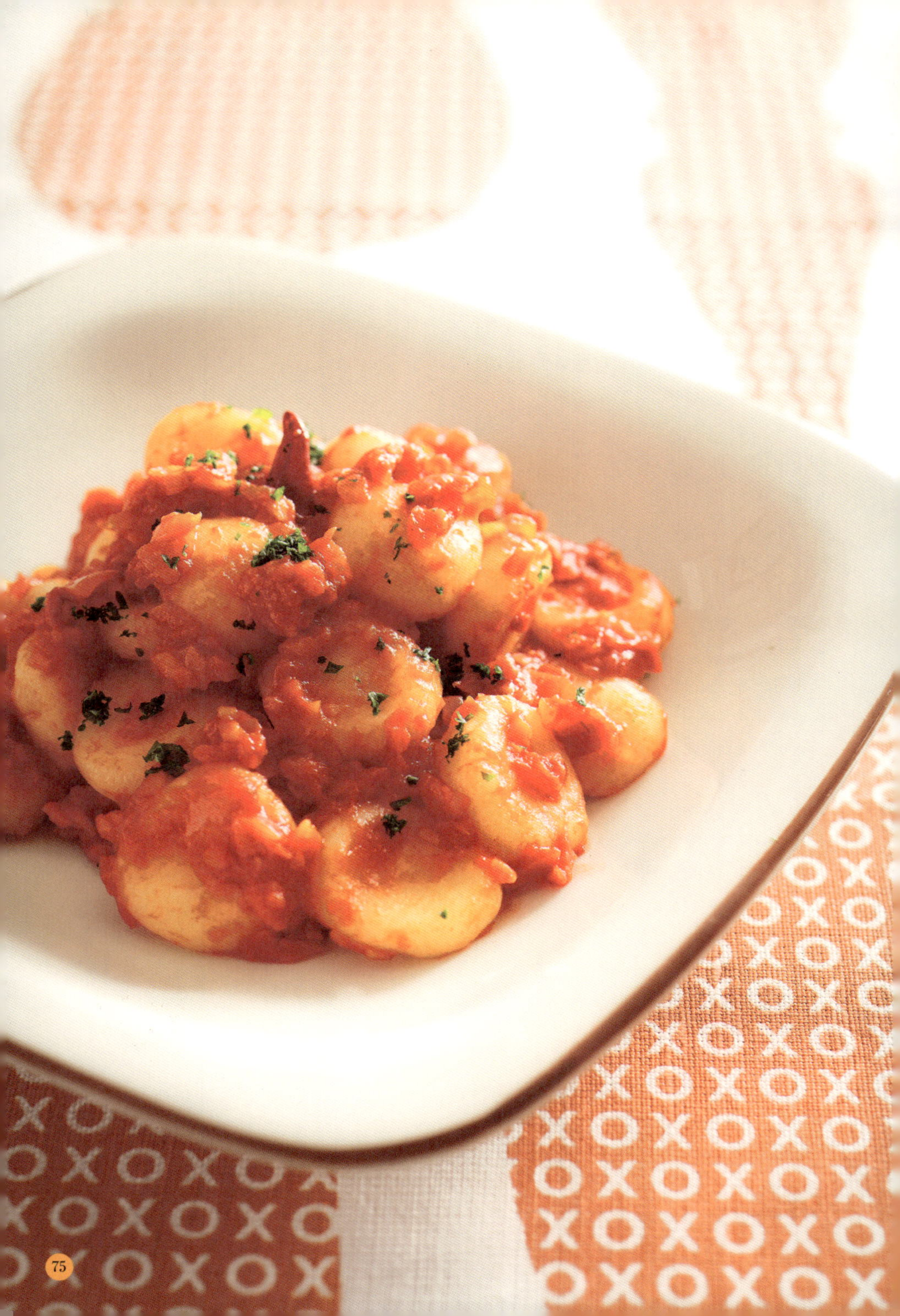

Original
Gluten-free
Recipe

小麦
置き換え
レシピ

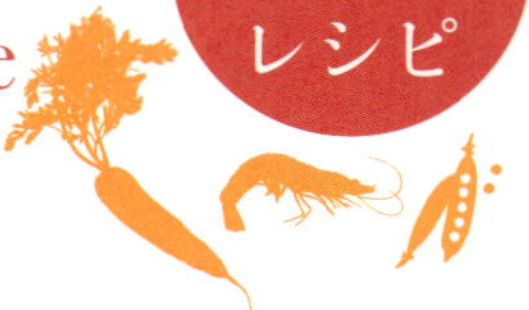

魚介の米粉フリッター

米粉に卵白を泡立てて加えることで、衣はカリッ、中はふんわりとした軽い食感に！お好みで季節のお野菜でもどうぞ。

カリカリ、サクサク。
揚げ衣の
アイデアは無限大

材料（2人分）

生さけ………1切
塩・こしょう………少々
米粉………適宜
えび………4尾
片栗粉………適宜
ホタテ………4個
A 米粉………½カップ
卵黄………1個分
水………1カップ
粉チーズ………大さじ2
パセリのみじん切り………大さじ1
卵白………1個分
塩・こしょう………少々
揚げ油………適宜
七味唐辛子………適宜

作り方

1 生さけは4つに切り、塩・こしょうをして米粉をまぶす。えびは背わたを取り、殻をむいて片栗粉でよく洗い、水で洗い流す。えび、ホタテは水気を拭き取り、米粉をまぶす。

2 衣を作る。ボウルにAを合わせてよく混ぜる（写真1）。2つに分け、おのおのに粉チーズとパセリを加え混ぜる（写真2）。

3 別のボウルに卵白を入れて、しっかり泡立てたメレンゲを作り、2の粉チーズとパセリの卵液に半量ずつ加え、さっくり混ぜる。塩、こしょうを振る。

4 1の食材にお好みの衣をつけ、170℃に熱した揚げ油で揚げる。

※塩、七味唐辛子などを添えてもよい。

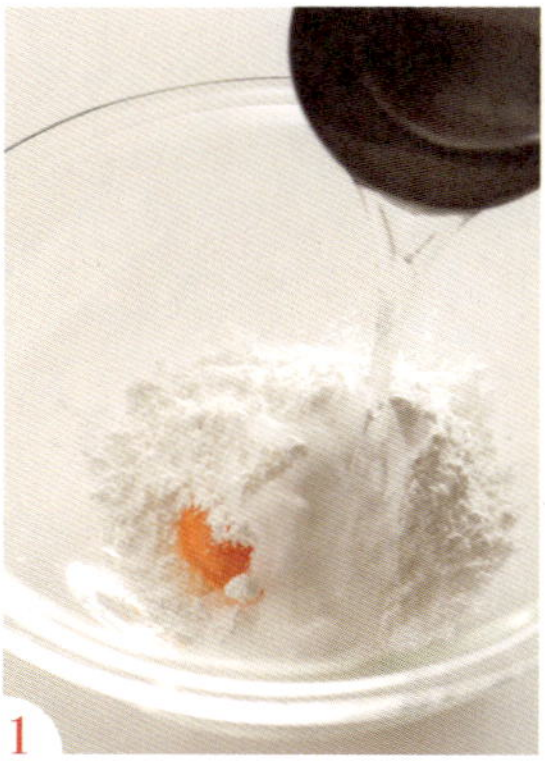
1

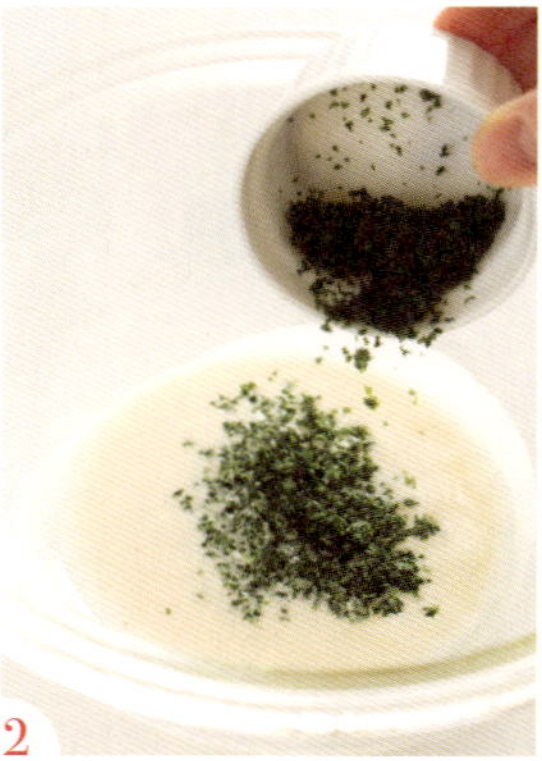
2

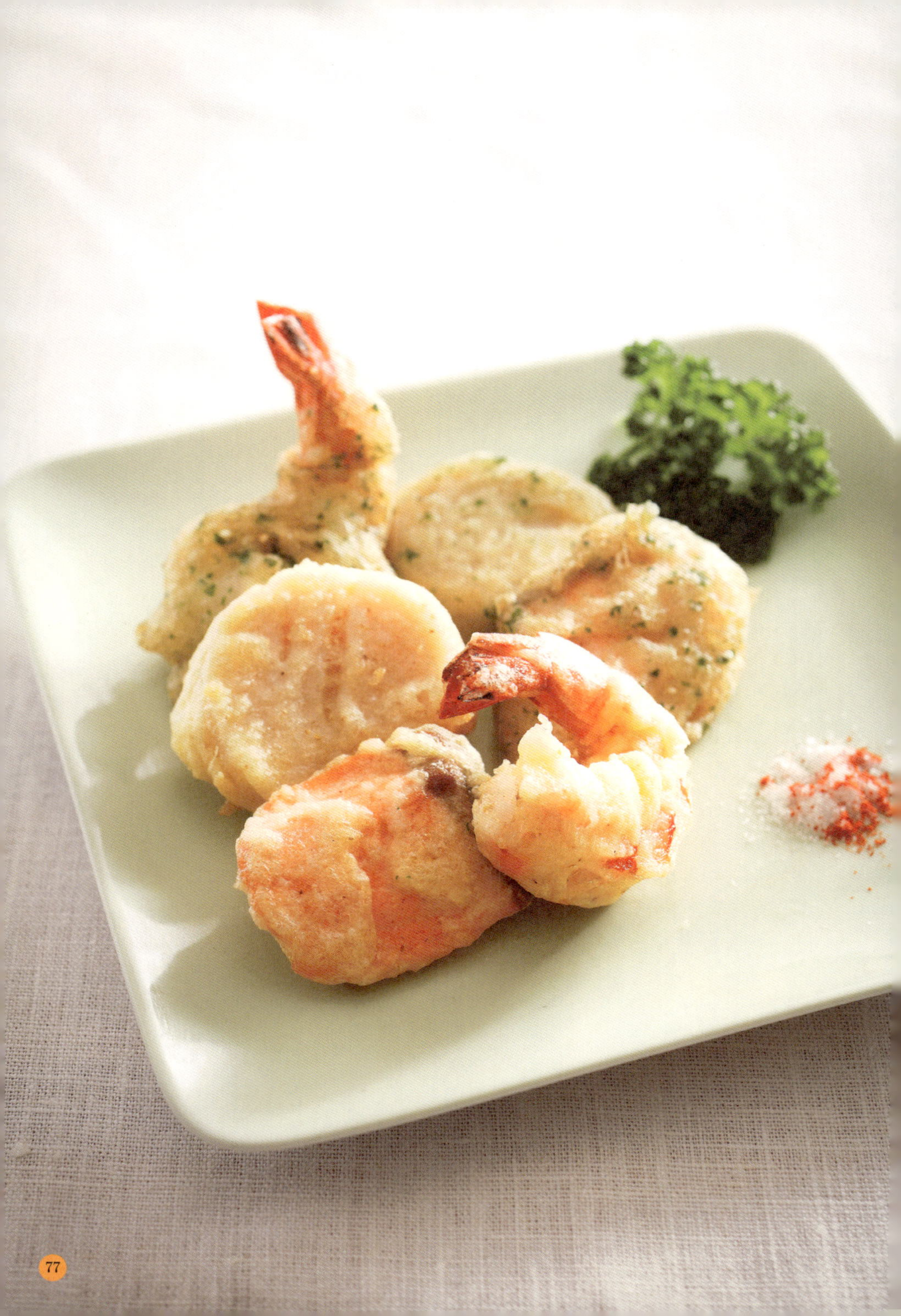

Original
Gluten-free
Recipe

小麦置き換えレシピ

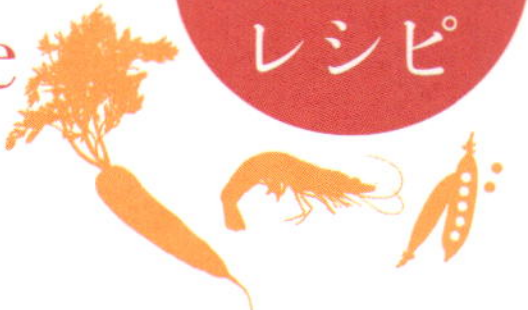

野菜入り変わりコロッケ

パン粉の代わりにビーフンで作る衣は、サクサクで食感抜群！ お肉は使わず、野菜だけというヘルシーさも高ポイント。

いつものコロッケが可愛く変身！

材料（作りやすい分量）

じゃがいも……400g
パプリカ……½個
むき枝豆……50g
しょうゆ……大さじ1
てんさい糖……大さじ1
こしょう……少々
刻み昆布……小さじ1

A 片栗粉……10g
ご飯……30g
水……½カップ

B ビーフン……40g
白ごま……10g
青のり粉……5g

揚げ油……適宜
お好みの生野菜……適量

作り方

1 じゃがいもは丸ごと蒸して皮をむく。パプリカは粗みじん切りにする。Bのビーフンは細かく刻む。
2 ボウルに1のじゃがいもを入れてつぶし、パプリカ、枝豆を加えて混ぜる。しょうゆ、てんさい糖、こしょう、刻み昆布を加えて味をつけ、小判形のコロッケタネを作る。
3 Aの材料をミキサーにかける。Bの材料は混ぜ合わせる。
4 2のコロッケタネにA（写真1）、B（写真2）を順々につける。
5 揚げ油を170℃に熱し、4を揚げる。
6 器に5のコロッケを盛り、お好みの生野菜を添える。

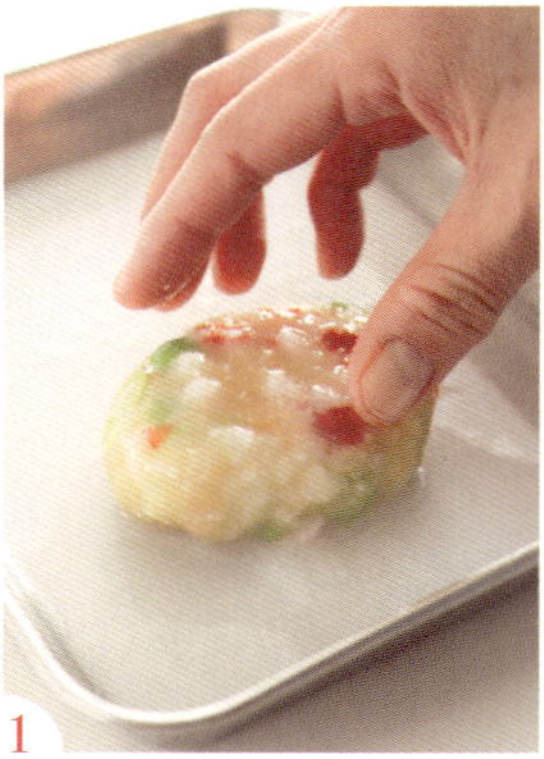
1

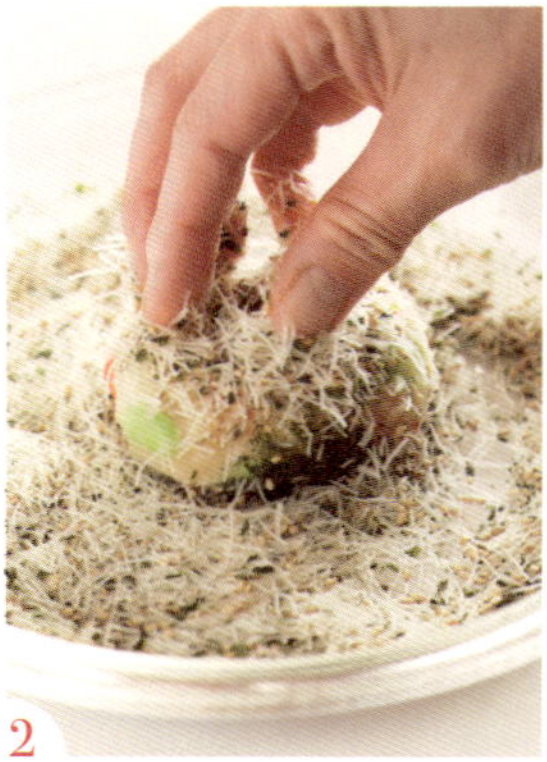
2

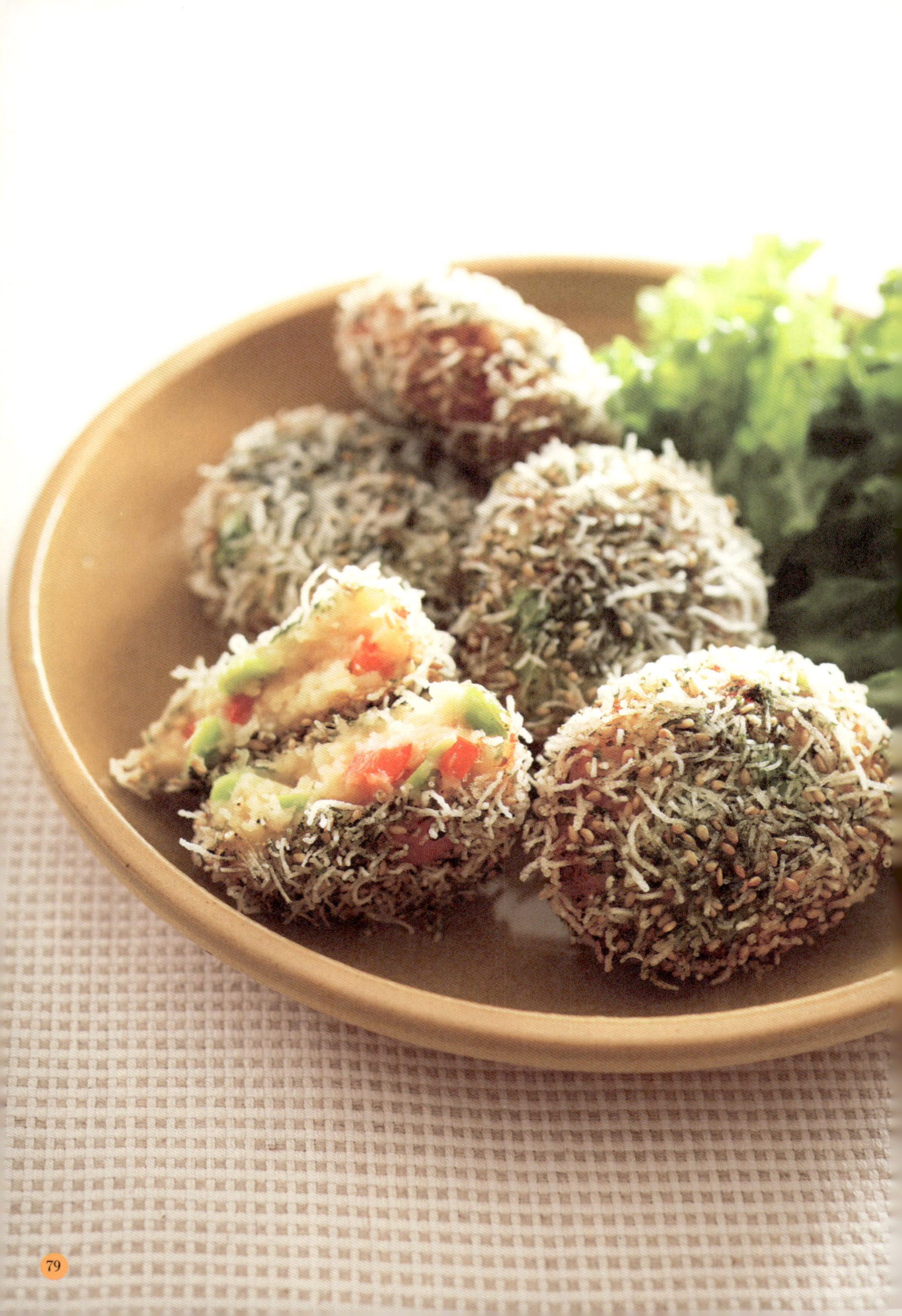

Original
Gluten-free
Recipe

小麦
置き換え
レシピ

韓国料理の定番チヂミ。カリッ、サクサクとした食感は米粉だから！　タレはお好みで薬味を加えてお召し上がり下さい。

にんじんと桜えびの米粉チヂミ

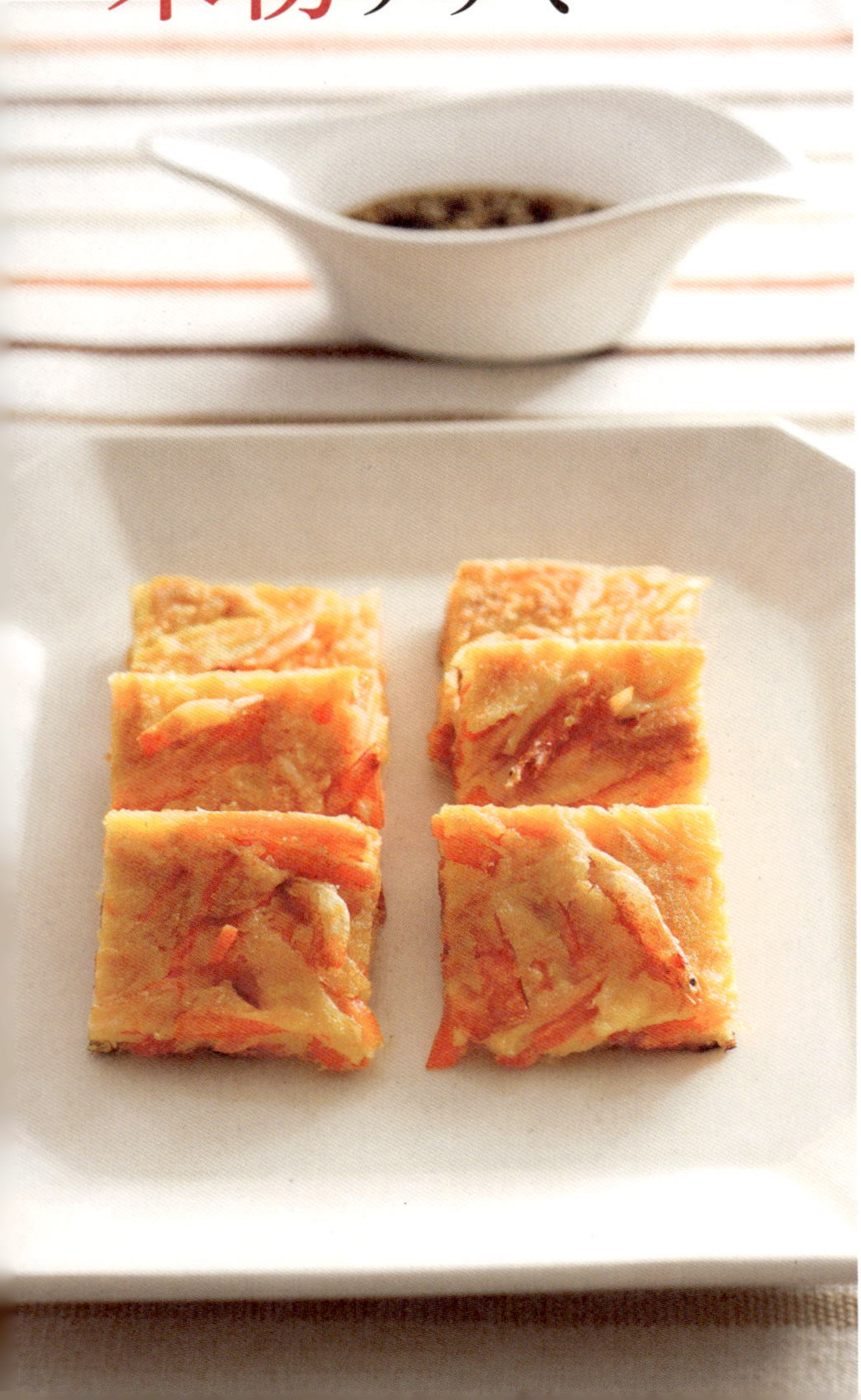

材料（2人分）

にんじん……100g

A
- 米粉……60g
- 卵……1個
- しょうゆ……小さじ1

桜えび……大さじ2

ごま油……小さじ2＋大さじ1

タレ
- しょうゆ……大さじ1
- 酢……大さじ1
- 白ごま……大さじ½

作り方

1 にんじんは皮をむいて、4cmの長さの千切りにする。

2 ボウルにAを合わせてよく混ぜる。1のにんじんと桜えびを加えて、さっくりと混ぜる。

3 フライパンにごま油小さじ2を熱し、2を入れて全体に薄く広げる。2分程焼いて、裏側に焼き色がついたら返す。ふちからごま油大さじ1を回し入れ、ヘラで押さえながら裏側に焼き色がつくまで焼く。

4 3のチヂミを食べやすい大きさに切り、器に盛る。タレの材料を合わせて、添える。

米粉で作る、ねぎまんじゅう

粉ものメニューも米粉でモチモチ

ねぎとごま油の風味が口の中にふわっと広がる一品。米粉と片栗粉のもっちり、プリッとした食感がたまらない!

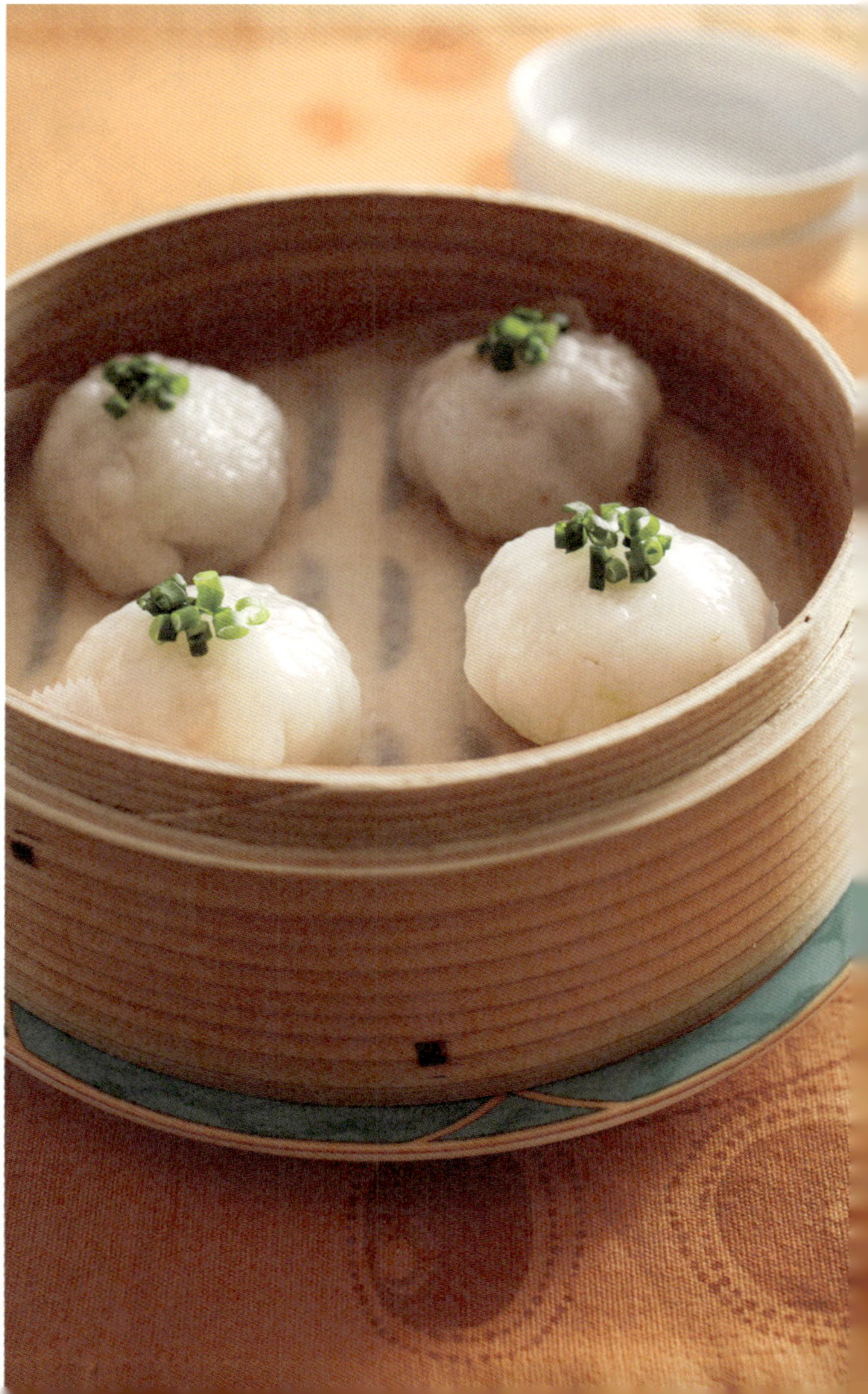

材料(12個分)

A
- 米粉・片栗粉……各½カップ
- 水……¾カップ
- 油……大さじ1

B
- 豚ひき肉……100g
- 万能ねぎ……1本
- 塩……小さじ½
- しょうゆ・砂糖・ごま油・片栗粉……各小さじ1

作り方

1 Aの皮の材料を混ぜ合わせ、鍋に入れて火にかける。ひとかたまりになったら火からおろし、こねる。12等分にする。

2 万能ねぎをみじん切りにし、飾り用に少し取り分ける。Bの材料を混ぜ合わせて12等分にする。

3 ラップに1の皮をのせて伸ばし、2を手早く包んでまんじゅうを作る。同様にして12個作る。

4 ラップを取り、飾り用の2のねぎをのせて、蒸気の上がった蒸し器で10分くらい強めの中火で蒸す。

Original Gluten-free Recipe

小麦置き換えレシピ

軽食には、ピザ生地の代わりにヘルシーにお餅で代用。しゃぶしゃぶ餅は、鍋物以外にも使える時短料理の強い味方。

お餅でマルゲリータ!

材料（2人分）

ミニトマト……3個
モッツァレラチーズ……30g
ブラックオリーブ……適宜
餅（鍋用のスライスタイプ）……6枚
トマトソース（市販）……大さじ1
バジルソース（市販）……小さじ2
生バジル……適宜

作り方

1 ミニトマトは横に薄切り、モッツァレラチーズは5㎜の厚さのひと口大、ブラックオリーブは薄切りにする。
2 オーブントースターの天板にオーブンシートを敷き、餅を並べる。トマトソースを塗り、1のミニトマト、モッツァレラチーズ、ブラックオリーブをのせ、バジルソースをかける。チーズが溶け、餅がカリッとするまで焼く。
3 器に2をのせ、生バジルを飾る。

ふちはカリッ、中はトロ～リ！新食感の「お餅ピザ」

お餅で和風ピザ!

材料（2人分）

餅（鍋用のスライスタイプ）……6枚
万能つゆ（グルテンフリー・3倍濃厚）……適量
ちりめんじゃこ……大さじ2
長ねぎのみじん切り……大さじ2
ピザ用チーズ……30g
かつおぶし……適量

作り方

1 オーブントースターの天板にオーブンシートを敷き、餅を並べる。
2 餅に万能つゆを塗り、ちりめんじゃこ、長ねぎ、チーズ、かつおぶしをのせる。チーズが溶け、餅がカリッとするまで焼く。

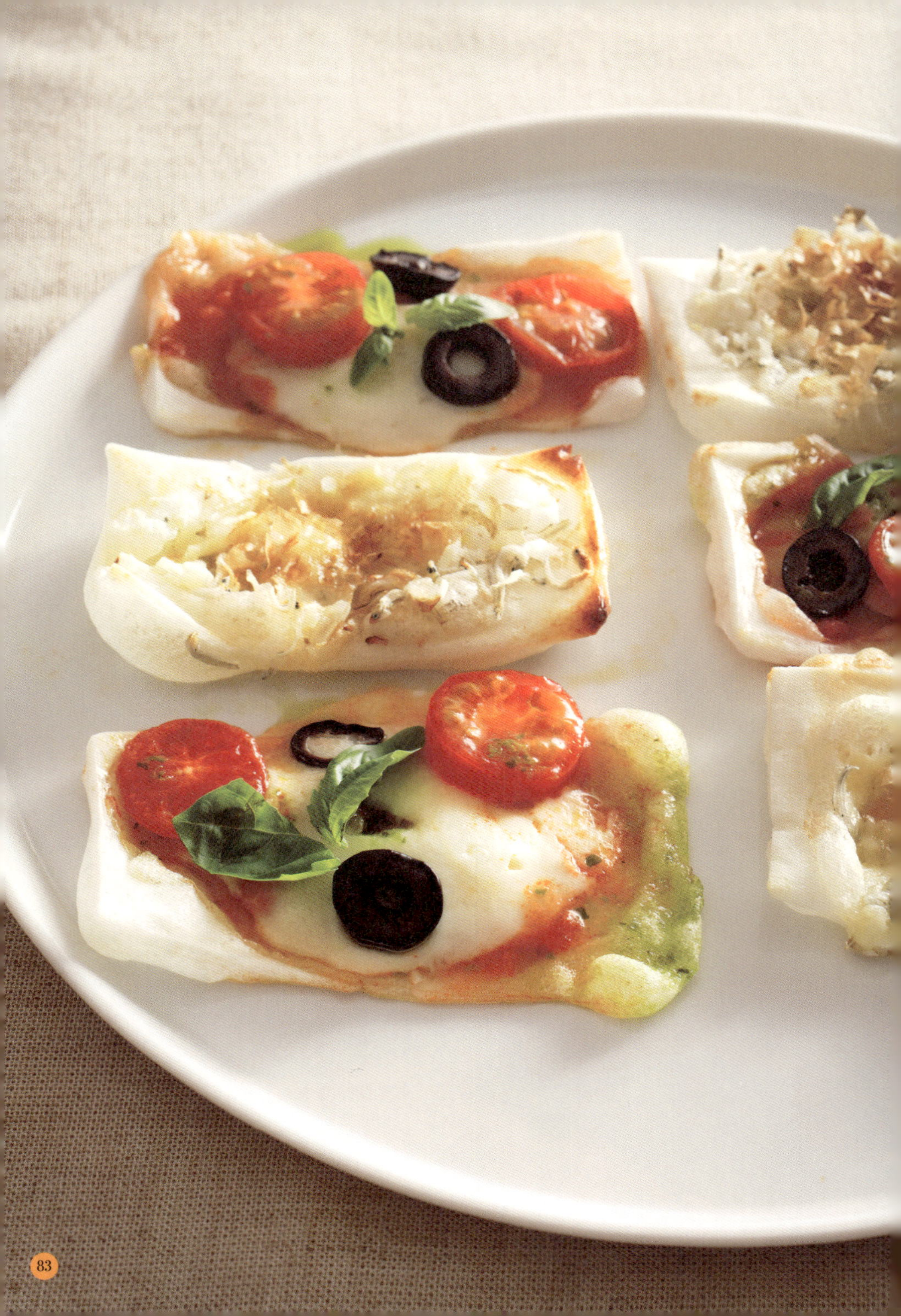

話題のグルテンフリー食材で
ごきげんレシピを作ろう

美味しくなったグルテンフリー食材

グルテンフリー食品といえば、以前は海外から輸入されることが多かったのですが、ここ数年は、国内でも米粉や大豆粉を原材料に使用したものを見かけるようになりました。

また、欧米のマーケットが年々拡大するにつれて「ちょっと美味しくないけど仕方ない」と思って食べていたグルテンフリー食品が日々進化し、格段に味が良くなってきているると実感しています。

たとえば、パスタ類はロングパスタのスパゲッティだけでなく、ショートパスタのペンネ、リガトーニ、フジッリなど通常のパスタと変わらないほどの種類があります。

ゼンパスタってなんのこと?

また国内メーカーのグルテンフリーヌードルは、パスタに加えて、うどんやそうめん、ラーメンなどの種類も豊富になり、乾麺や半生タイプの商品もスーパーやネット通販で手に入るようになりました。最近ではメーカーもさらに改良を重ね、味や品質だけでなく、原材料・無添加にもこだわり、どんどん進化を遂げています。

これらのグルテンフリーヌードルは、決して米粉や大豆粉で作られた商品ばかりではありません。日本伝統の食材でおなじみのしらたき（糸こんにゃく）も、じつはグルテンフリー食品なのです。

近年欧米では、パスタの代用品として健康志向の人たちが大注目している食材で、イタリアではゼンパスタ、アメリカではミラクルヌードルと呼ばれ、大流行しています。

その人気の背景には、なんといってもその

カロリーの低さがあります。通常のパスタは100グラムあたり149キロカロリーですが、ゼンパスタ・ミラクルヌードルは100グラムでわずか6キロカロリーと、なんとパスタの25分の1なのです。それにしらたきなので歯ごたえもしっかりしていて、きちんと噛まないと飲み込みにくいため、食べすぎも防げて、一石二鳥。

このように海外で注目されているしらたきを洋風や中華風にアレンジすれば、米粉麺や大豆麺に加えて、立派なグルテンフリーメニューの一品となるのです。

スーパーフードを上手に取り入れる

最近、オーガニックショップなどでよく見かけるようになったグルテンフリーの穀物は「ソルガムきび」でしょう。

アメリカ穀物協会によると、ソルガムきびは世界5大穀物の一つでもあり、米国ではとうもろこし、大豆、小麦に続く重要な農作物として注目されています。イネ科の穀物で、日本では「たかきび」とも呼ばれています。

その栄養素は、食物繊維、ミネラルを豊富に含み、最近では抗酸化作用を持つタンニンの存在についても研究され、ヘルシーかつグルテンフリーの雑穀として期待の食材といわれています。昨年は、都内の大手ホテルなどでもソルガムきびを使ったビュッフェが開催されたほどの注目度です。

他にも、キヌアやアマランサスなどの人気も定着してきました。どちらも豊富な栄養が含まれ、美容や健康に優れた効果があることから、スーパーフードとして認知されています。キヌアは、アメリカ航空宇宙局（NASA）が理想的な宇宙食の素材の一つとして評価し、一方アマランサスも、世界保健機関（WHO）が「未来の食物」と称しています。

どちらもアレルギー反応が少ない食材です。

Original
Gluten-free
Recipe

麺類
レシピ

魚介と水菜の和風ペペロンチーノ

今、欧米で人気沸騰のしらたきが、新たな食べ方として逆輸入。低カロリーで糖質ゼロ！食物繊維も豊富でダイエットの味方。

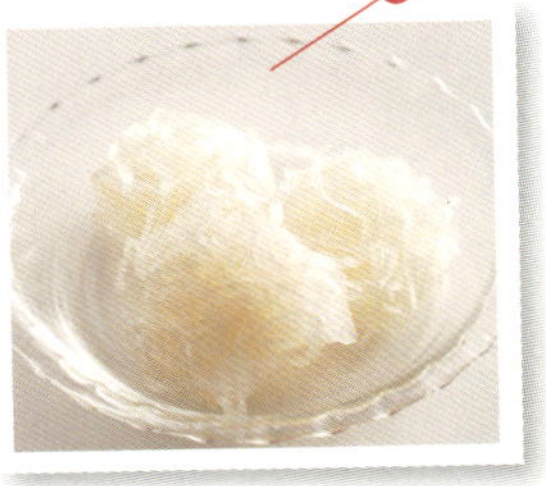

イタリアで大流行の「ゼンパスタ」

材料（2人分）

乾燥しらたき（ゼンパスタ）……150g
水菜……40g
あさり……100g
えび……6尾
片栗粉……小さじ1
米粉……小さじ2
エクストラバージンオリーブオイル……大さじ2
にんにく……1片
赤唐辛子（輪切り）……10切れ
酒……大さじ3
しょうゆ……大さじ1

作り方

1 鍋に2ℓの水を沸かしてゼンパスタを5分茹で、ざるに取る。

2 水菜は3㎝幅に切り、冷水に10分浸し、水気をしっかり切る。

3 あさりはバットに並べてかぶるくらいの塩水（3%）を注ぐ。砂が抜けたら真水でこすり洗いをする。えびは殻をむいて横半分に切り、片栗粉でよく洗い、水で洗い流す。水気を拭き取り、米粉をまぶす。

4 フライパンにオリーブオイルを半量入れて中火で熱し、3のえびを入れる。片面につき1分くらいずつ焼き、焼き色がついたら一度取り出す（加熱しすぎると硬くなるので注意）。

5 残りのオリーブオイル、みじん切りにしたにんにく、赤唐辛子を入れて、弱火で香りが出るまでじっくり炒める。3のあさりと酒を入れてふたをし、中火にする。

6 あさりの殻が開いたら、1のゼンパスタ、4のえび、しょうゆを入れてさっと炒める。2の水菜を入れて混ぜ、火を止める。

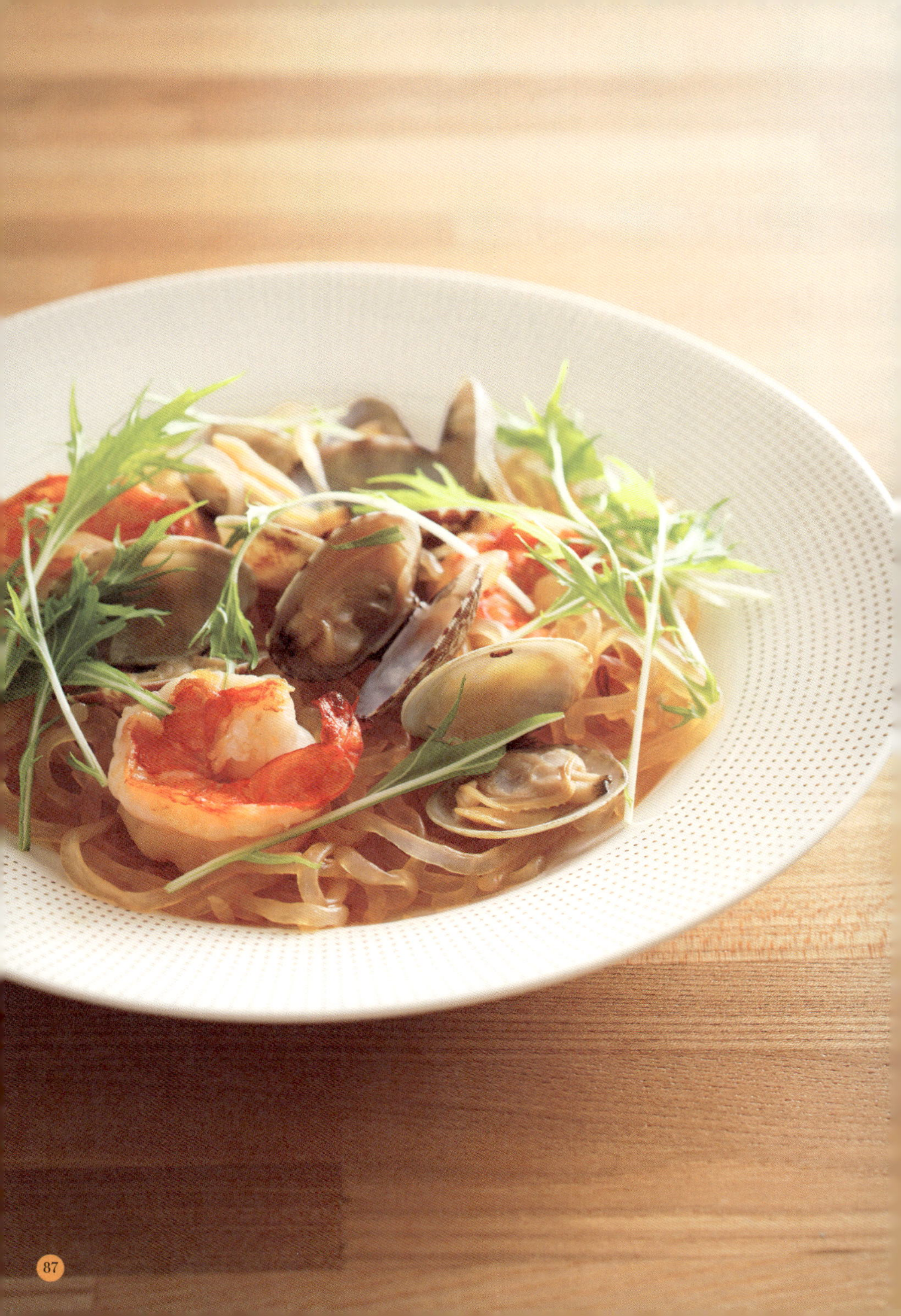

Original
Gluten-free
Recipe

麺類
レシピ

豆腐ミンチとトマトのヘルシーパスタミートソース風

近年、「TOFU」として世界中で人気の健康・美容食材。良質なタンパク質を含み、胃に負担がなくお腹にやさしいソースを絡めたパスタ。

グルテンフリー食材

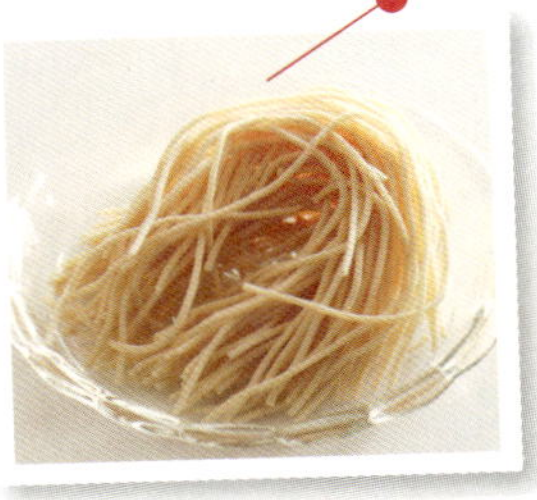

ジョコビッチの常備食材・
グルテンフリースパゲッティ

材料（2人分）

- 玉ねぎ……¼個
- にんにく……2片
- 木綿豆腐……½丁
- エクストラバージンオリーブオイル……大さじ4
- 赤唐辛子……1本
- グルテンフリースパゲッティ……2人分
- A
  - トマト缶（水煮・ホール）……80g
  - ケチャップ……大さじ1
  - コンソメ（顆粒・アレルギー対応）……小さじ½
- 塩……大さじ1
- 黒こしょう……少々
- ミニトマト……6個
- ズッキーニ……⅓本

作り方

1 玉ねぎ、にんにくはみじん切りにする。豆腐は水切りする。

2 鍋にオリーブオイル大さじ3を入れ、1の玉ねぎ、にんにく、赤唐辛子を入れ、玉ねぎが透明になるまで炒める。Aを入れてアクを取りながら煮詰める。

3 鍋に800mlの湯を沸かし、スパゲッティを好みの硬さに茹でる。

4 2に1の豆腐とオリーブオイル大さじ1を加えて、豆腐の水分がなくなるまでくずしながら炒める。塩、黒こしょうで味をととのえ、3のスパゲッティを加え、ソースを絡める。

5 器に4を盛り、半分に切ったミニトマト、薄切りにしたズッキーニをのせる。

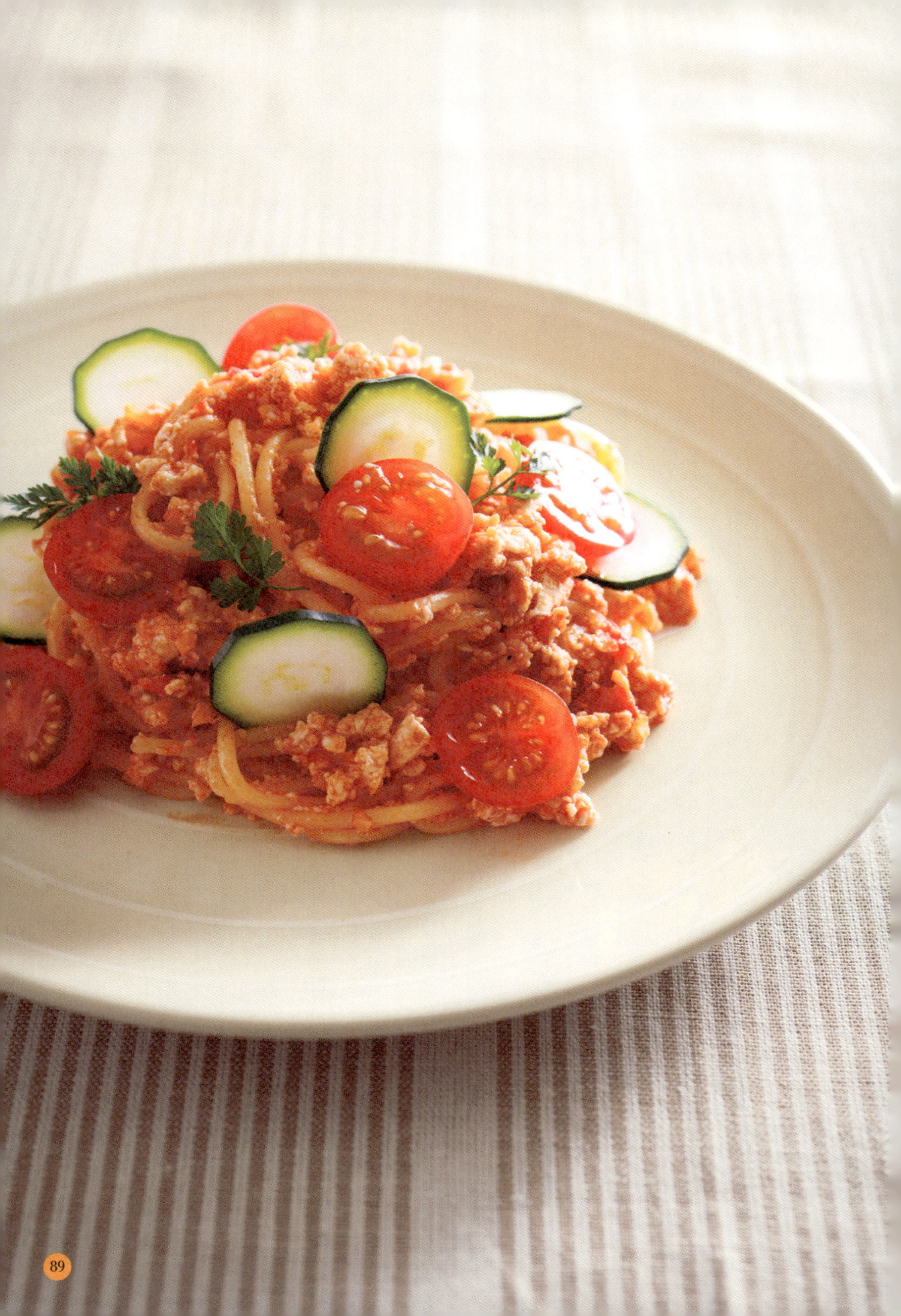

Original
Gluten-free
Recipe

麺類
レシピ

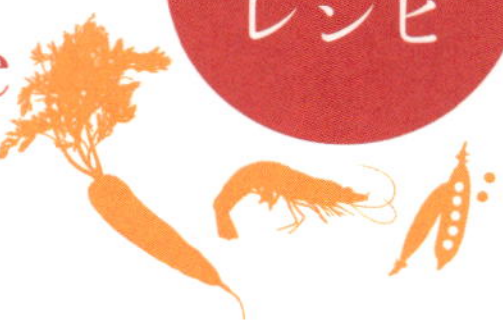

ニラ一束が食べられる冷麺

抗酸化作用があり免疫力を高めるニラは、ビタミン類を多く含む万能野菜。スタミナ食材として夏バテ防止にも!

グルテンフリー食材

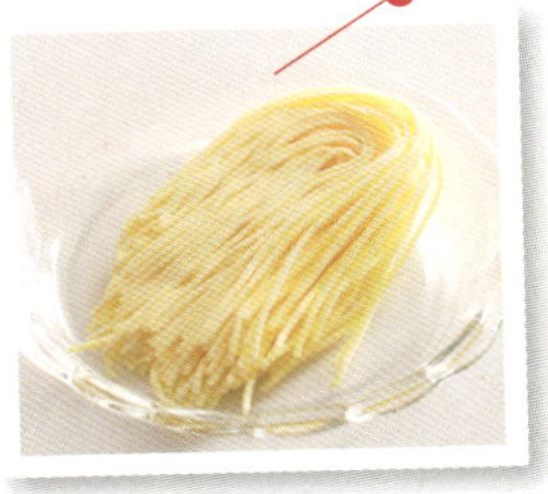

のど越しのよい
グルテンフリーの中華風麺

材料(1人分)

ニラ………1束
グルテンフリーの中華風麺………1人分
A しょうゆ………大さじ1
　酢………大さじ1
　砂糖………大さじ1
　水………大さじ1
　ごま油………大さじ1
　白ごま………大さじ1
ハム(無添加)………適宜
トマト………適宜
温玉………1個

作り方

1 鍋にたっぷりの湯を沸かし、ニラをさっと茹で、食べやすい長さに切る。
2 同じ湯で、中華風麺を袋の表示よりやや軟らかめに茹でて、水に取って洗い、水気をしっかり切る。
3 Aの材料を混ぜ合わせて、つゆを作る。
4 器に2の麺、1のニラ、細切りにしたハム、薄切りにしたトマト、温玉を盛り合わせ、3のつゆをかける。

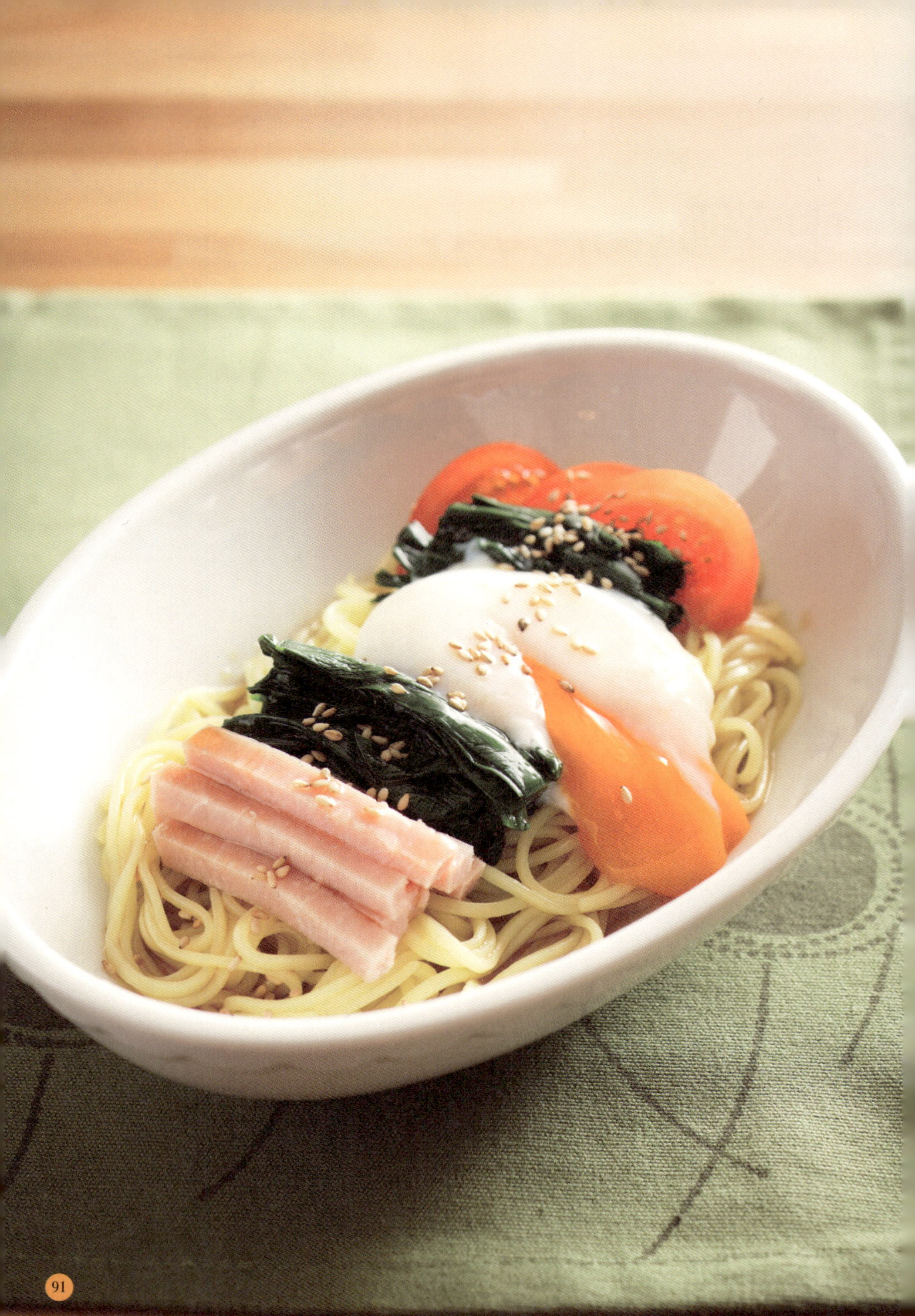

Original
Gluten-free
Recipe

麺類
レシピ

中華風あんかけ
固焼きそば
ココット仕立て

米粉を使用したグルテンフリーの焼きそばは、
さっぱりした食感。中華風の揚げそばでも、
胃もたれせずに食べられます。

グルテンフリー食材

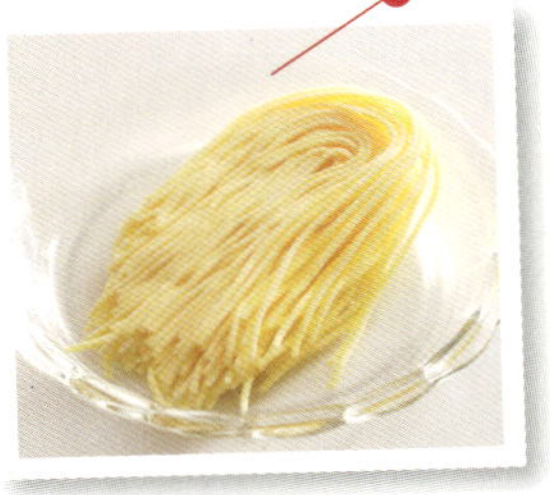

歯ごたえが最高の
グルテンフリー焼きそば

材料（2人分）

白菜……30g
にんじん……5g
玉ねぎ……10g
ごま油……大さじ1 ½
キクラゲ（水に戻したもの）……10g
いか（輪切り）……8個
おろし生姜……少々
A
- みりん……大さじ3
- 酒……大さじ2
- 鶏ガラスープの素（アレルギー対応）……大さじ1
- 水……2カップ
- しょうゆ……大さじ2～3
- 塩・こしょう……少々

片栗粉……大さじ3
水……大さじ4
油……40g
グルテンフリーの焼きそば（茹でたもの）……2人分

作り方

1 白菜はひと口大、にんじんは千切り、玉ねぎは薄切りにする。
2 鍋にごま油を熱し、1の野菜、キクラゲを炒め、いか、おろし生姜を加えて炒める。Aの調味料を入れ、アクを取りながら煮る。片栗粉と水を溶いて回し入れ、あんを作る。
3 フライパンに油をひき、焼きそばを入れて、中火できつね色になるまで揚げ焼きにする。
4 3の揚げ焼きそばをココット容器に合わせて切り分けて盛りつける。2のあんをかける。

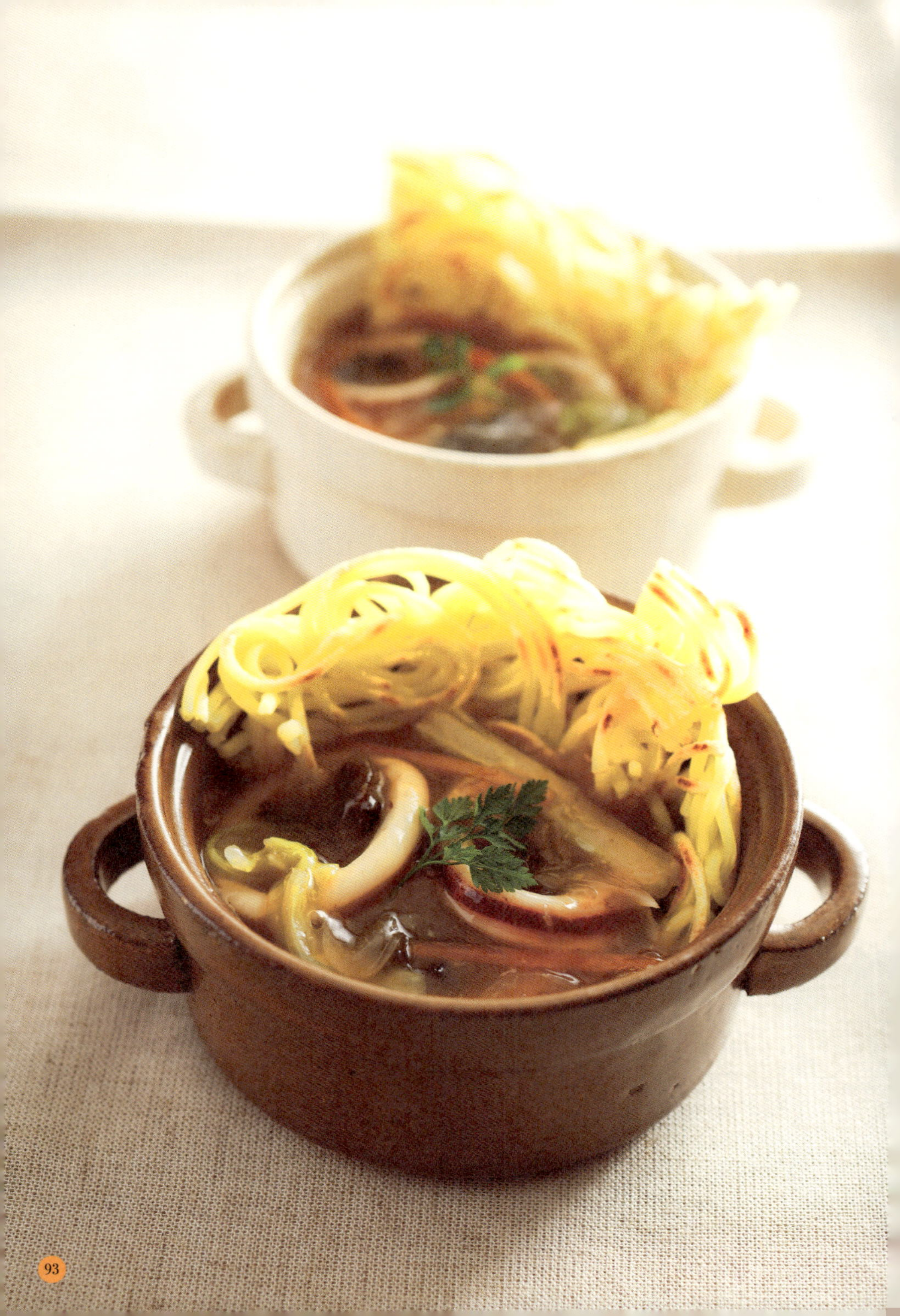

懐かしい香り。味噌風味の蒸しパン

Original Gluten-free Recipe

スイーツレシピ

日本の食卓に欠かせない万能調味料「味噌」と大豆パンケーキミックスを合わせれば、大豆イソフラボンの効果も絶大！

グルテンフリー食材

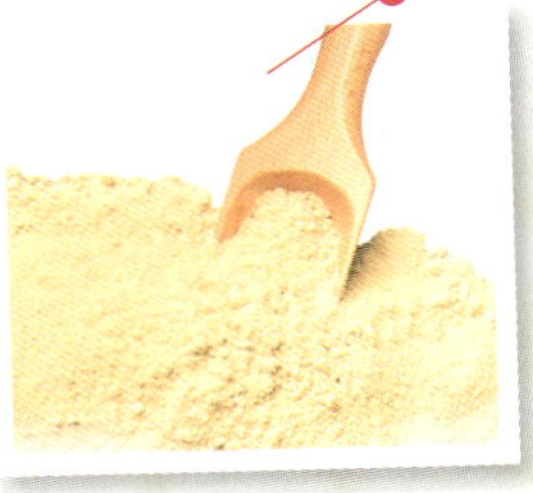

クセがなくて食物繊維たっぷりの大豆粉

材料（100mlのカップ型6個分）

A
- 赤味噌……25g
- はちみつ……15g

B
- 牛乳(または豆乳)……120ml
- 卵　1個

大豆のパンケーキミックス……125g

油……適宜

作り方

1 Aの材料をよく混ぜ合わせておく。

2 ボウルにBの材料を入れてよく混ぜ、大豆のパンケーキミックスを加えて粉っぽさがなくなるまでさらによく混ぜる。

3 型の内側に油を刷毛で薄く塗り、2の生地を均等に入れたら1を等分に中央に埋め込み、竹串で一つずつぐるぐると混ぜてなじませる。

4 よく温めた蒸し器で15分くらい強めの中火で蒸す。

※このレシピは「ダイズラボ パンケーキミックス」(P.136)を使用。

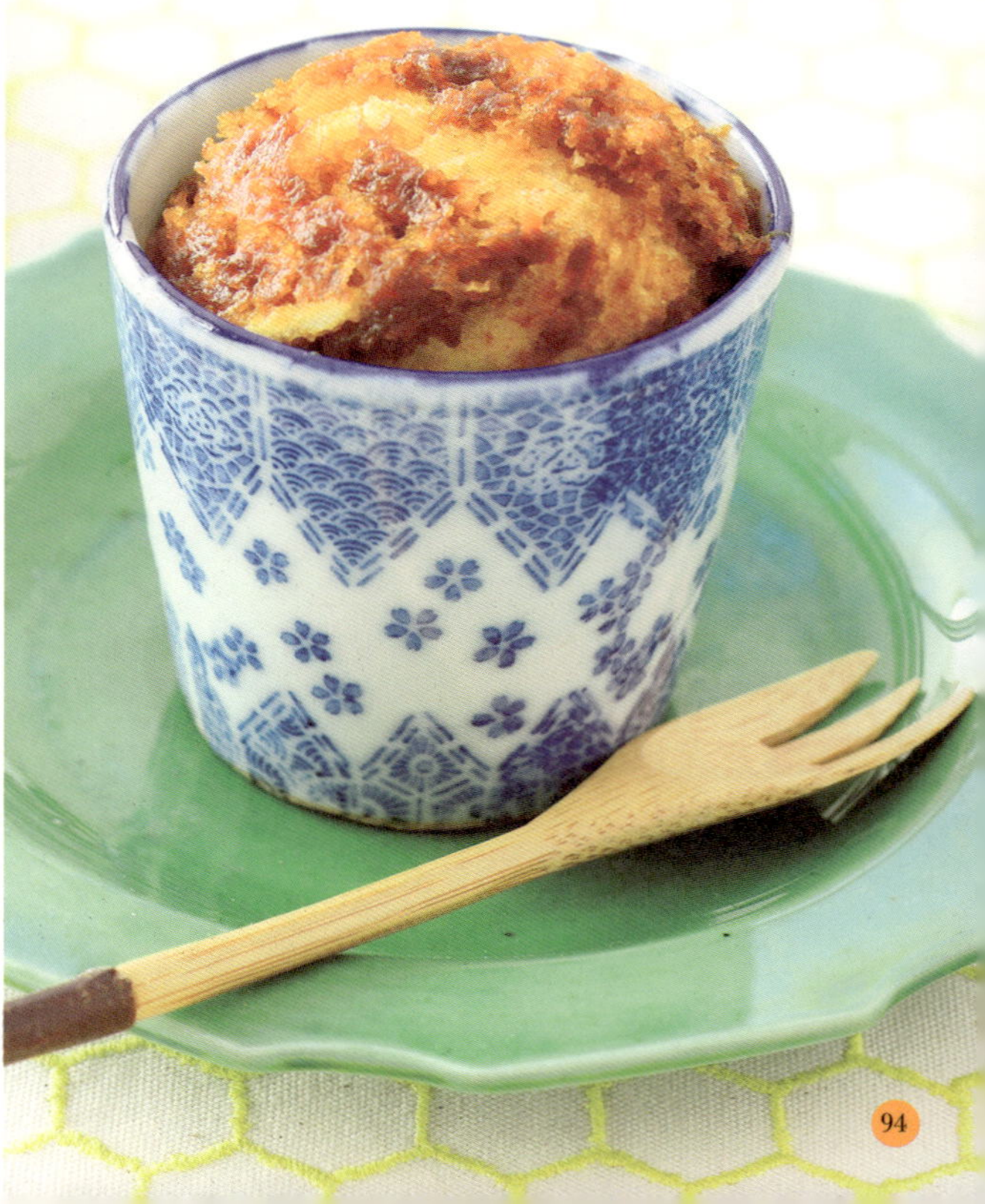

グルテンフリーのベイクドチーズケーキ

米粉に次ぐブームとして、ヘルシーな大豆粉が人気沸騰中！
ダイエット中は気になる糖質が小麦粉の1/6と低いのもうれしい。

材料
（21×16×3cmのバット1台分）

クリームチーズ……250g
生クリーム……200ml
大豆粉……50g
卵……2個
きび砂糖……70g
レモン汁……大さじ1 ½

※このレシピは「ダイズラボ 大豆粉」（P.136）を使用。

作り方

〈下準備〉
・クリームチーズは室温で軟らかくしておく。
・オーブンを170℃に予熱しておく。
・バットにクッキングシートを敷いておく。

1 フードプロセッサーに生クリーム以外の材料をすべて加え、なめらかになるまで混ぜ合わせる。
2 1に生クリームを少しずつ加え、なめらかな生地になるように、さらに混ぜ合わせる。
3 バットに2を流し入れてオーブンに入れ、40〜45分焼く。

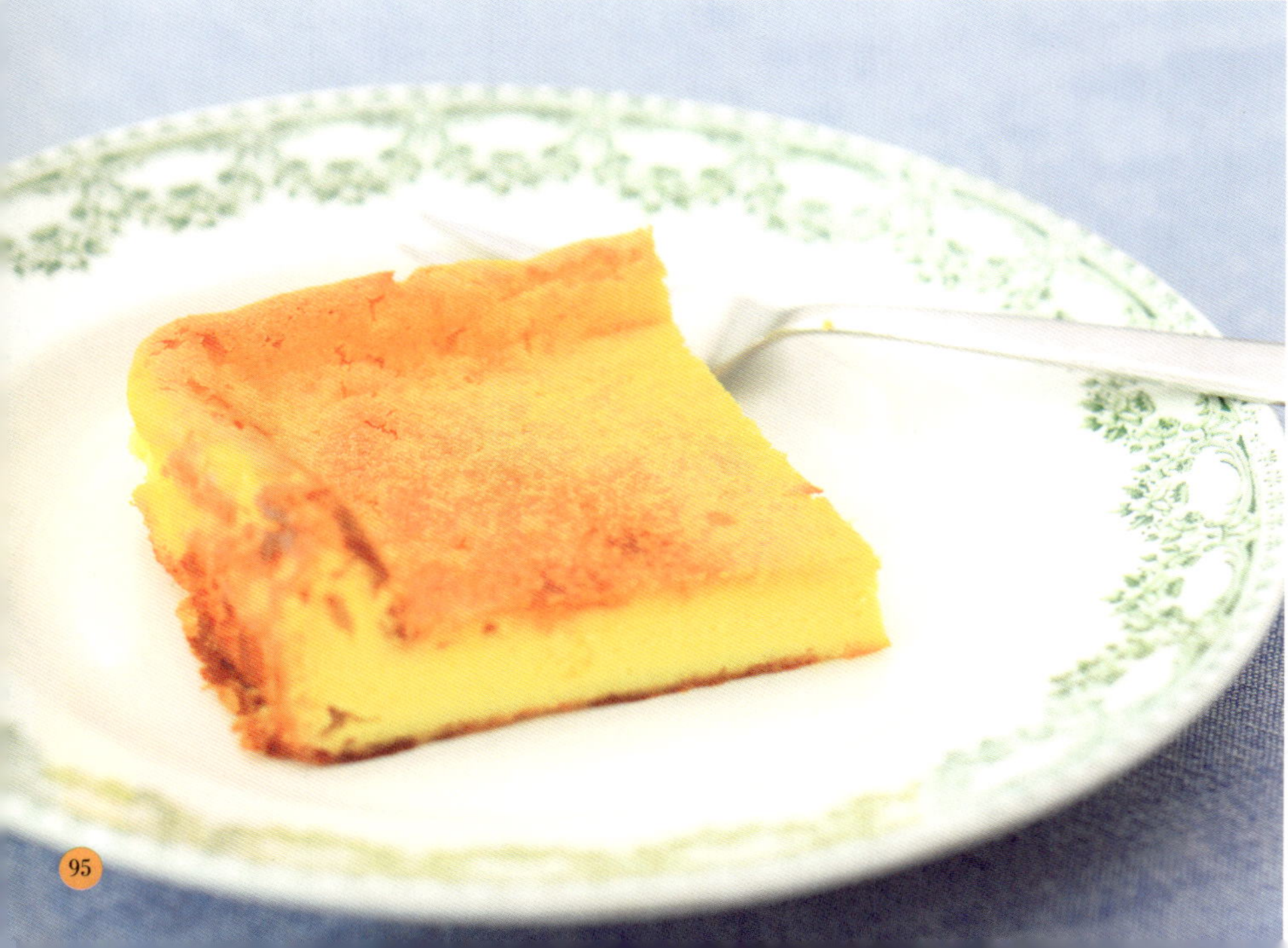

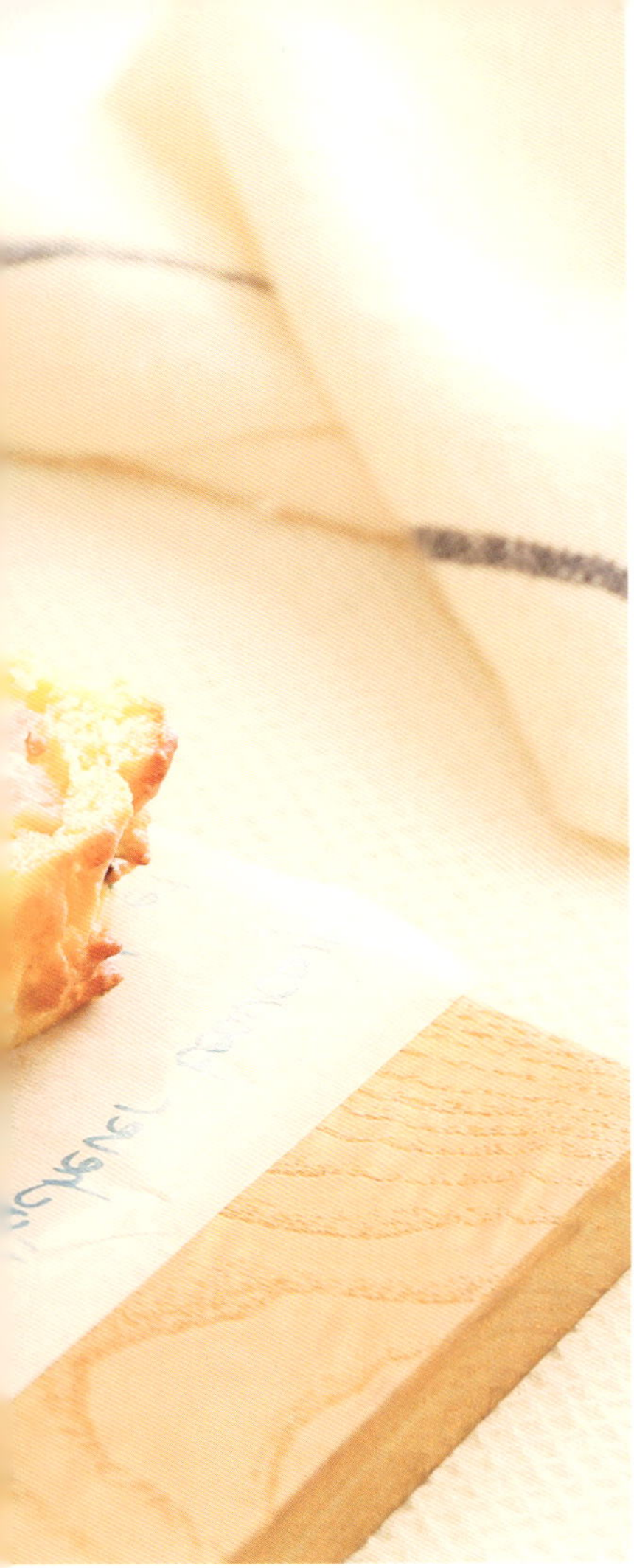

Original
Gluten-free
Recipe

スイーツ
レシピ

グルテンフリー食材

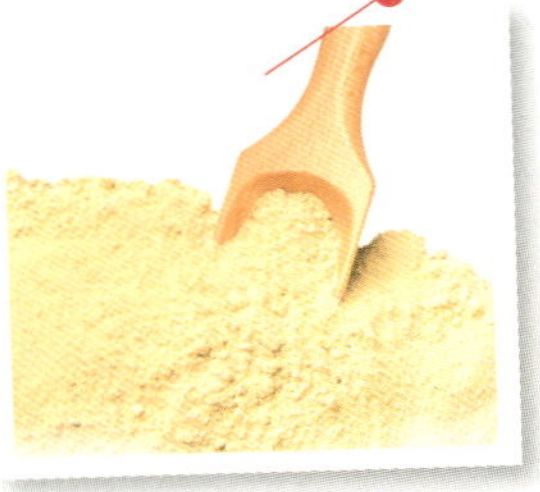

クセがなくて食物繊維
たっぷりの大豆粉

野菜たっぷり ダイズ・ケーク・サレ

フランス生まれのケーク・サレは、食事代わりにもなる塩味のケーキ。色鮮やかで豪華なので、パーティーにもオススメ!

2 フライパンに油を熱し、玉ねぎを炒める。

3 ボウルに卵を割りほぐし、牛乳を入れて混ぜる。オリーブオイルを少しずつ入れ、よく混ぜる。大豆のパンケーキミックスと粉チーズを一気に入れ、軽く混ぜ合わせ、1、2 の具材を入れて、さらに混ぜる。クッキングペーパーを敷いた型に流し入れる。

4 170℃に予熱したオーブンで 20 分ぐらい焼く。

※このレシピは「ダイズラボ パンケーキミックス」(P.136)を使用。

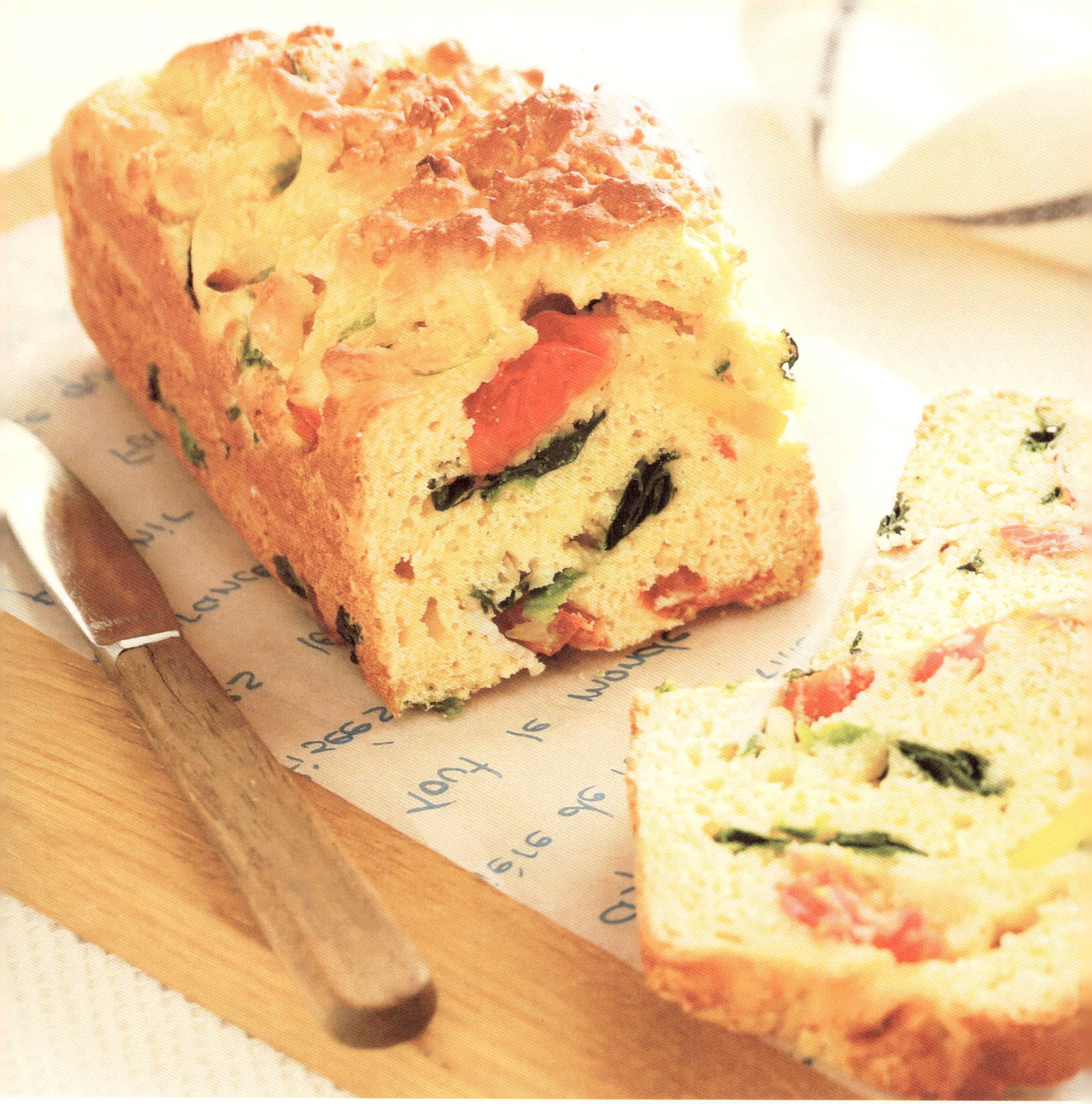

材料（パウンド型1台分）

ベーコン（無添加）……20g
かぼちゃ……50g
ミニトマト……4個
玉ねぎ……¼個
ほうれん草……½束
油……少々
卵……1個
牛乳……80ml
エクストラバージンオリーブオイル……大さじ1
大豆のパンケーキミックス……125g
粉チーズ……大さじ1

作り方

1 ベーコン、かぼちゃは小口切りにする。ミニトマトは横半分に切り、種を取る。玉ねぎは薄切りにする。ほうれん草は茹でて2cmの長さに切る。

Original
Gluten-free
Recipe

スイーツ
レシピ

米粉のチョコレートブラウニー

米粉を使用しているので、表面がサクサク中身はしっとり。ナッツによって効能も異なるので、お好みのものを楽しんで！

グルテンフリー食材

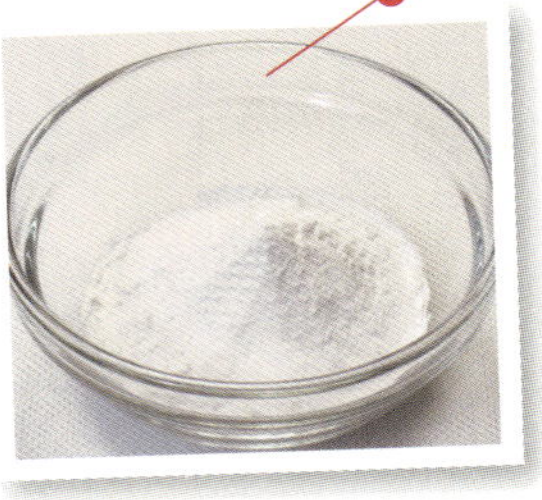

米粉で広がる
スイーツレシピ

材料（20×20cm角型1個分）

- 無塩バター……70g
- 板チョコレート……100g
- 卵……2個
- 砂糖……90g
- 牛乳……30ml
- 米粉……70g
- ココアパウダー……15g
- ベーキングパウダー……小さじ½
- ナッツ類（アーモンド、カシューナッツ、くるみなど）……50g

作り方

〈下準備〉

- ・ナッツ類は、粗く刻んでおく。
- ・米粉、ココアパウダー、ベーキングパウダーの粉類を混ぜ合わせておく。
- ・オーブンを180℃に予熱しておく。
- ・型にクッキングシートを敷いておく。

1 ボウルに無塩バターと板チョコレートを入れ、湯せんで溶かす。

2 別のボウルに、卵、砂糖、温めた牛乳を入れて泡立て器でよく混ぜる。1 に少しずつ加えながら、つやが出るまで混ぜる。

3 2に、混ぜ合わせておいた粉類を加え、さっくりと混ぜる。ナッツ類を加えてさらに混ぜ合わせ、型に流し入れる。

4 オーブンで25〜35分焼く。型からはずして冷まし、クッキングシートをはずしてお好みの大きさに切る。

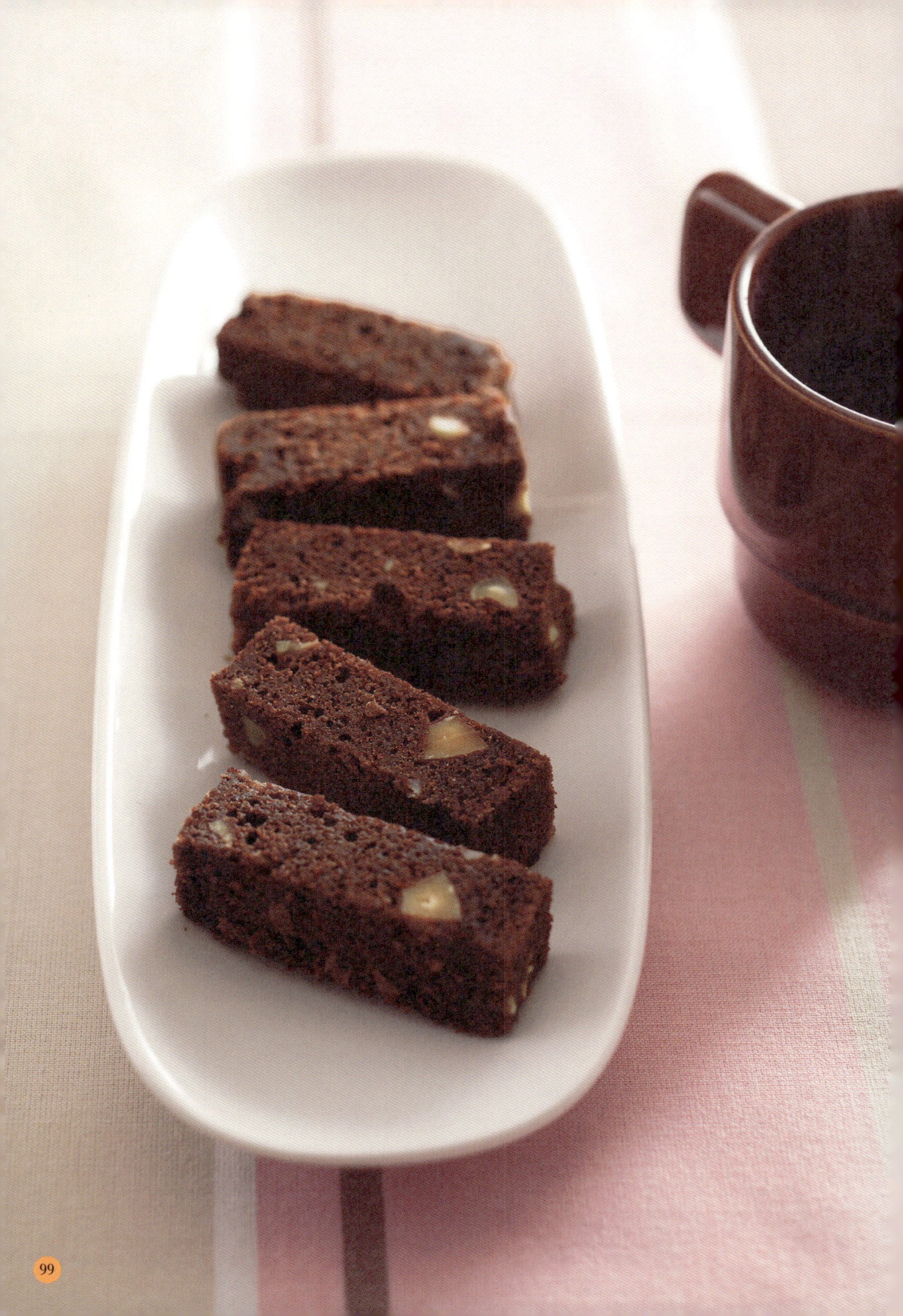

Original
Gluten-free
Recipe

スイーツ
レシピ

米粉のふんわりパンケーキ

米粉パンケーキは食べごたえ十分で腹持ちもよく、朝食にもピッタリ！　付け合わせはお好みで、サーモンや野菜を添えて。

グルテンフリー食材

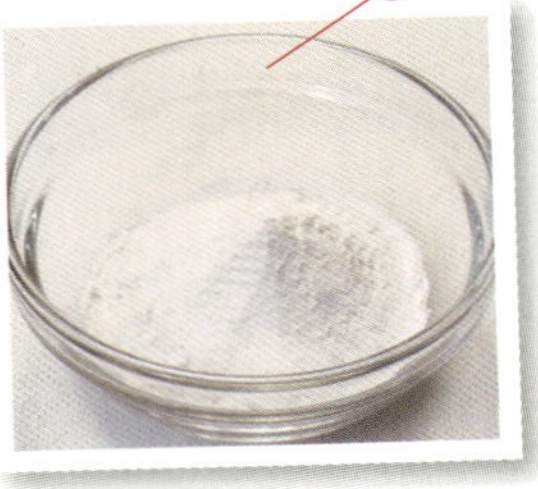

米粉はダマになりにくく、扱いやすいのが魅力！

材料（2人分）

A
- 米粉……100g
- ベーキングパウダー……4g

B
- 卵……1個
- 砂糖……大さじ1
- 塩……少々

- 牛乳……大さじ4
- 油……大さじ1
- スモークサーモン……適宜
- カッテージチーズ……適宜
- お好みの野菜……適宜

作り方

1. Aの材料を混ぜ合わせておく。
2. ボウルにBの材料を入れ、泡立て器でよく混ぜ、牛乳、油を順に加え、そのつど混ぜる。1の粉類を加えてさらに混ぜる。
3. フライパンを温め、2を流し入れ、表面にぷつぷつと穴があいてきたら裏返して色よく焼く。
4. 3のパンケーキを器に盛り、スモークサーモン、カッテージチーズ、お好みの野菜を添える。

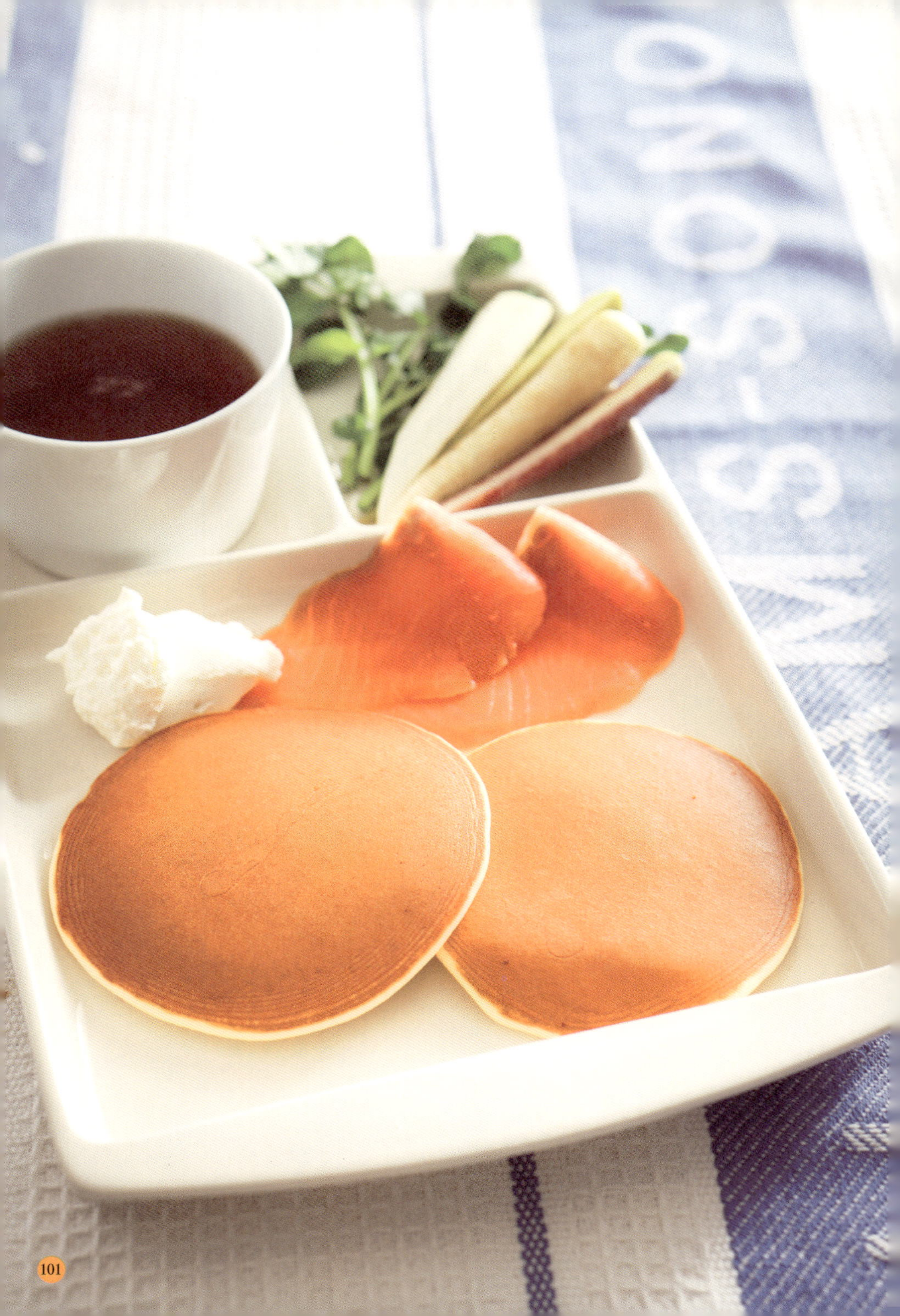

Original
Gluten-free
Recipe

スイーツ
レシピ

甘酒と梅干しのシャーベット

飲む点滴といわれる甘酒は、エイジングケア・美容にもいい優れもの！　伝統食材を使用したシンプルなおやつです。

材料（2人分）

梅干し……1個
甘酒……125ml

※このレシピは「プラス糀　米糀からつくった甘酒」(P.140)を使用。

作り方

1 梅干しの種を除き、粗く刻んで甘酒に混ぜる。
2 厚手の保存袋に入れて冷凍庫で2～3時間凍らせる。途中、何度か袋の外から手で揉み、お好みの硬さにして盛りつける。

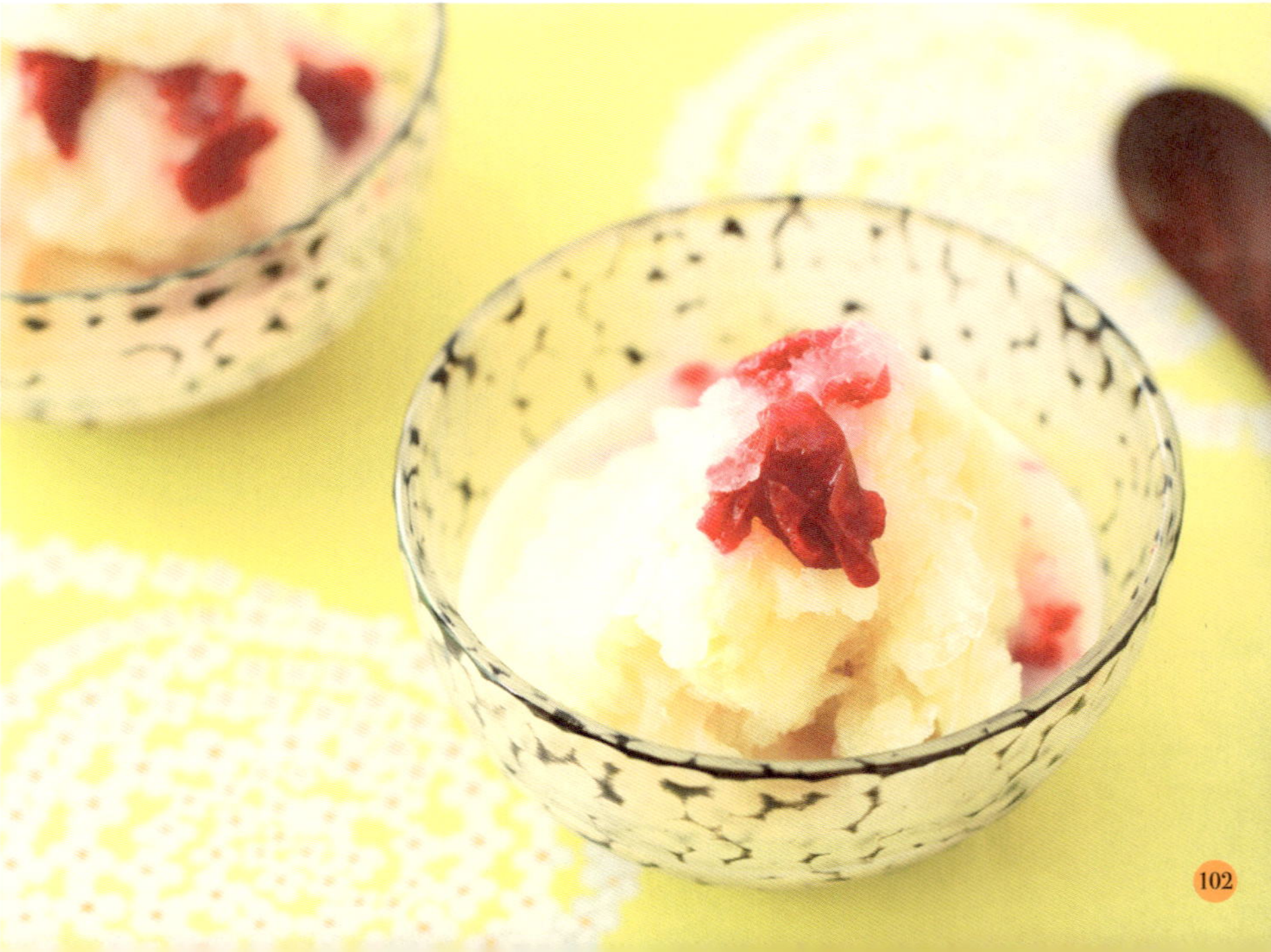

第3章

もう14年以上、私が「小麦粉抜き」のワケ

稲島司（東京大学医学部附属病院地域医療連携部・循環器内科）

きちんとしたデータで判断することの大切さ

『ジョコビッチの生まれ変わる食事』のベストセラー化によって、最近「グルテンフリー」という言葉や、精製した小麦粉を避ける風潮が日本でも広まってきた感がありますが、私も学生時代つまり10年以上前から、可能な限り精製した小麦粉を避けるようにしてきました。

本章では論文発表された臨床研究に基づいたエビデンス（証拠・論拠）を紹介する形で話を進めていきたいと思います。

ビジネスの世界において、「一次情報にあたる」「客観的な数字・データに基づいて判断する」というのは大事なことだと考えられているでしょう。しかし、健康や医学に関して、同じ姿勢でのぞまないケースが多いように思います。

例を二つほどあげましょう。

「緑黄色野菜を摂る人は大腸ガンが少ない」という観察研究の結果があります。

ですから、研究者は「なぜ緑黄色野菜が体にいいのか？」「どの物質に効果があるのか？」を追究し、候補の一つとして「βカロテン」が良いのではないかと考えられてきました。

ところが、10万人単位の調査結果では、喫煙者でβカロテンを摂取していると肺ガンのリスクが高まるという結果でした。

10万人単位の結果ですから、これ以降は大規模調査に基づいたエビデンスといえるものは得られていません。緑黄色野菜はたしかに発ガンと負の関係にあるのですが、そのメインと思われた物質だけを摂っても逆の効果だったということです。

最近、店頭でβカロテンを売りにしている商品は少なくなっているのではないでしょうか。

同じ意味で、「赤ワインは体にいい」、それは「赤ワインに含まれるポリフェノールが良い作用をもたらすからだ」という仮説もありました。研究者は、生体にもともと備わっている「長寿遺伝子」が活性化される、つまりスイッチが入るとして、ポリフェノールの一種である「レスベラトロール」の効能を追究していったわけです。酵母、線虫、ショウジョウバエ、マウスといった小動物の実験ではそうした効果が確認されたため、大きな期待を寄せました。しかし、どうやってもヒトでは効果が証明できない。

それどころか逆に、レスベラトロールはホルモンや一種の神経系の病気に悪影響をもたらす可能性があることが示唆されています。

βカロテンもレスベラトロールも体に良いどころか、場合によってはむしろ有害な可能性もあるのです。

一番安全な乗り物は何？――統計のウソ・悪用

前述のものは有用性や有害性について多くの研究者が調査したため、とても信頼性の高い公正な結果が出てきました。

しかし業界によっては、統計の「都合の良い解釈」というのが多くみられるものです。

たとえば航空業界は「飛行機が一番安全な乗り物だ」と主張します。輸送距離あたりの事故数ということであれば、長距離を飛び回っている飛行機の事故率は圧倒的に小さくなります。しかし、もし事故当たりの死亡率にしたら、飛行機は非常に危険な乗り物となってしまいます。

だからといって飛行機が危険な乗り物というわけではないのですが、統計を見かけたら疑ってかかるという思考も大切であることを知っておいていただきたいのです。

話を医学に戻します。先ほどのβカロテンやポリフェノールのような実例が多々ありますので、最近では効果のある物質を探求する、または有害物質を突き止める、ということが最大の目的ではなくなりつつあります。

つまり、タバコに含まれるどの物質が悪さをするのかはわからないし、候補の物質は何千もあるけど、タバコが健康に悪いこと、肺ガンを引き起こすことは明らかなので、「タバコを止めましょう」というメッセージを発信することで人々の健康に役立てようと考えられるようになってきています。

この点を踏まえたうえで、なぜ私が十数年にわたり小麦粉を避けているのかをお話ししていきたいと思います。

「精製した小麦粉が有害」は統計的に証明済み?

現代の精製した小麦粉が有害なものではないかということは統計学的に証明されつつあり、とくに欧米で多くの人に広まりつつあるようです。

私が専門としている循環器内科についても、精製した小麦粉が血管に悪影響をもたらすのではないかといわれてきています。心臓手術を経た後、グルテンフリーダイエットを開始したビル・クリントン元大統領も一例かもしれません。

現代日本人が病死する大きな原因は二つあるといえます。ガンと血管の病気です。そして、精製した小麦粉がこのうち血管の病気リスクを高めることが統計学的に示唆されています。ですから、グルテン不耐症の有無にかかわらず、精製した小麦粉を避けることには意義があるかもしれません。

ところで、ここまで私は「小麦」ではなく「小麦粉」と表記してきました。私は「小麦」そのものを否定しているのではなく、「精製した」「現代の」「小麦粉」のリスクの可能性を考えています。

なぜ同じ原材料なのにこのような違いが起きるのかというと、どうも「精製」「精白」の過程や、長い歴史の中で繰り返されてきた品種改良がよろしくないのではないかというのが現時点での考えです。

同じ意味で精白された「白砂糖」はなるべく避けるという方は多いのではないでしょうか。私自身ももともとはお菓子が好きで、今でも食べることはありますし、「禁止しろ」とまで言うつもりはありませんが、避けるに越したことはありません。

私は医師免許を取得して14年目になりますが、その前の学生のころからパンを控えています。当時は「グルテン」という言葉も世間では認知されていませんでしたが、精製した小麦粉が肥満の原因であったり、糖尿病に悪影響を及ぼすといったことが明らかになりつつありました。

ジョコビッチ選手と違ってグルテン不耐症はありませんので、家族や友人と食事するときにはパンや麺などをあえて避けることはしませんが、積極的にパンを食することはほぼなくなりました。

子どももパンは避けるべき？

わが家には現在2歳半の娘がいて、自分の手で掴める食べ物が好きらしいのですが、可能な限りパンは食べさせていません。少なくとも常食として朝食などで食べるということはしていないのです。

自分でも学生時代から、特にコンビニのパンは避けてきました。ベースが小麦粉であるうえに、「精製」された白砂糖が大量に使われ、さらに諸々の保存料や着色料なども含まれ、有益な点が見いだせないからです。なかには魅力的な味付けや外観のものもありますし、コストや時間を考えると便利な食品ではあると思いますが……（コンビニのおにぎりについても細かく言えば危険性はあるのかもしれませんが、相対的にパンよりは良いのではないかと思っています）。

小麦粉でできた食品として、他にパスタやうどん、ラーメンなどがあげられます。こちらについても完全に断つことなどはしていませんし、今でもときどきは食べますが、できるかぎり避けるようにしています。そうこうしているうち、食べたいと思う気持ちは失せてきました。

私自身の食生活について記しておくと、朝はどんぶり一杯分くらいの量の野菜を食べることにしています。それさえ食べて、なるべく精製した小麦粉食品を避ければ、「あとは自由」と自分の中で決めています。

ちなみに、家族にとっては迷惑な話なのでしょうが、家庭でも妻と子ども達に私のエビデンスに基づく食事を押し付けています。妻はお菓子が大好きで、私のいないときによく食べているようですが……。

グルテンフリーで私に現れた〝ある効果〟

では、グルテンフリーを実践すると、どのような効果があるのでしょうか？

私自身は「精製した小麦粉を避ける」以外にも、いろいろ論文で発表された食事などを自分でも実践するようにしていますので、相関関係を明示することはできないし、たんなる個人的な体験ではあるのですが、皮膚の健康は維持できていると思います。

以前はアトピー性皮膚炎で皮膚科に通院して毎日塗り薬を使っていましたし、加えてニキビがよくできていました。塗り薬はとてもよく効いて、診断してくれた医師には感謝しています。しかし今では何年も塗り薬を使っていませんし、ニキビや剃刀《かみそり》負けもなくなりました。精製した小麦粉を避けただけの効能とは言い切れませんが、実感としてはそのように思っています。

そして、精製した小麦粉との関係で忘れてはならないのが、先ほど述べた「肥満」と「糖尿病」です。

日本人は「倹約遺伝子」を持っている

日本人は本来、「倹約遺伝子」を持っており、飢餓に強い民族といわれたりしています。摂取したエネルギー・栄養を溜めておくことに優れているということです。逆にいえば日本人は飽食に弱いのです。比較的少ない栄養で太りやすく、比較的少ない栄養で糖尿病を発症しやすいのです。そして糖尿病を発症すると体重が増えず、逆に減ることもあります。

一方、西洋人は飢餓に弱く飽食に強いといえます。体重100キロくらいではまず糖尿病になりにくく、日本ではあまり見かけることのない200キロなんて人がいるのが特徴です。そもそもそういった人は食事の摂取量が非常に多いのに加えて、飽食でも糖尿病を発症しにくいため太れるともいえます。

よって日本人で糖尿病が発病しないまま体重100キロを超えるというのは「天賦の才」といえるかもしれません。だから、相撲の力士というのはある意味で「選ばれた人」なのです。

膝の痛みは重さだけではない

また肥満の方が抱える「膝の痛み」も、「体重による負担」が影響しているのは確かですが、それだけが原因ではないようです。

病的な肥満は、「腹部にある脂肪細胞が肥大化した状態」です。脂肪細胞が「増加」（数が増える）するのではなく、「肥大化」（一個一個が大きくなる）するということです。

肥大化した脂肪細胞は性質が変わり、いろいろな悪い物質を作り出します。これらが血流に乗って全身を廻り、関節の付近で炎症が起こり、痛みが発生するというのが膝痛の原因の一つと考えられています。腰痛も、筋肉や骨での力学的な痛みに加えて、炎症も影響している可能性が高いといえます。

糖尿病を改善する食事

そして糖尿病は、進行すると現代においても完治することが難しい病気です。糖尿病の合併症として腎臓病が有名ですが、透析で悪くなった腎臓の代わりをすることや透析に至るのをある程度遅らせることはできても、腎臓を完全に治すことはできません。

早期の糖尿病そのものは痛くもかゆくもありませんが、恐いのは腎臓の他に目や神経、そして動脈硬化による心臓や脳の病気など、その合併症です（なお、1型糖尿病は食生活や肥満とは別の機序によって起こるため、ここでは典型的な2型糖尿病について論じています）。

では、糖尿病になったら改善しないのか？

極端にいえば小麦粉を含めた炭水化物を減らすことで糖尿病は進みにくくなるといえます。小麦粉を減らすのは、肥満はもちろん糖尿病も改善する食生活なのです。

こういう話をすると、「それなら糖質制限ダイエットもいいんでしょう？」と思われるでしょう。

現在大流行の糖質制限ですが、功罪については２０００年代にある程度の結論が出ています。

一言でいえば、「上手に使えば有効だが、全員が厳格に行なう必要もない」ということです。

このあたりを具体的に解説しましょう。

家を壊して、それを薪にしてはいけない——糖質制限の落とし穴

肥満体の人が糖質制限を始めるとします。すると数カ月で5キロくらいは簡単に減ります。しかし、その後、リバウンドが来ることが多いのです。また肝臓や腎臓に病気のある方や糖尿病の治療中の方は、自分の判断で行なうべきではありません。

もし糖質制限を頑張って数キロ程度体重が落ちて効果を実感できたとしたら、その後に

緩やかな食事療法に移行したほうがよいと考えられます。たとえば「地中海食」などが推奨されます。地中海食とは、その名のとおりイタリア・フランス・スペインなどの南部の食生活をもとにした、野菜・フルーツ・魚・オリーブオイル・ナッツをふんだんに使ったもので、炭水化物は全粒粉によるものを勧めます。

ではなぜ、糖質制限には効果があっても、厳格な糖質制限をずっと続けないほうがよいのか？

それは筋肉を燃やしてしまうことや、うまくいっても痩せすぎは死亡率を高めると考えられているからです。

たとえば人里離れた、電気もガスも通っていない一軒家で寒さに凍えているとしましょう。あなたは薪があればそれをくべて暖をとるでしょう。

では、薪がなくなったら、どうすればいいのか？

ここでやってはいけないのが「家を壊して焼いてしまうこと」です。もっと寒くなることはいうまでもありません。

これが以前考えられていた糖質制限の害です。糖質制限は、「糖質を摂らないと、人体は脂肪を燃料にしてケトン体を生み出す」と説明されるわけですが、やりすぎると人体は薪（脂肪）だけでなく家屋（筋肉）も一緒に燃やしてしまうのです。タコが自らの手足を食うのと同じことになります。空腹感・飢餓感を感じやすくなると考えられています。

ジョコビッチ選手の献立を見るとときどき玄米を口にしていることがわかります。彼は「グルテンフリー」を主張していますが、厳格な糖質制限は行なっていません。これくらいが適度なのではないでしょうか。

スーパーに「グルテンフリー」コーナーを

今の日本で精製した小麦粉を避けていくのは、まだまだ困難なのが実情です。何より手軽で美味しいパンやお菓子を食べないのは難しいですし、グルテン不耐症や小麦アレルギーの方のための「グルテンフリー」「小麦フリー」の食品があまりありません。また、見た目でわからない、ふりかけとかキムチ、あるいは肉のソースなどにも小麦が入っていることが多いのです。

アレルギーに苦しむ方々のためにも、スーパーなどにも「グルテンフリーコーナー」ができて、グルテンフリーパスタ、グルテンフリーキムチ、グルテンフリーのタレとか、そういったものが安心して手に入るようにしてほしいという声もあります（そういう意味では、第2章のグルテンフリーレシピなどは参考になるものでしょう）。

私たちが日常でできる食生活の工夫として、現状のパンや麺類など精製した小麦粉の多いメニューから脱却し、長年日本人が親しんできた和食中心のメニューへ戻してはいかがでしょうか。

欲を言えば、和食から塩分と炭水化物をある程度減らしたものが理想かなと思います。アレルギーに配慮し、また過去の研究者たちが気づいてくれたエビデンスを参考にしながら、美味しくて楽しい食事は十分に実現可能だと思います。

第4章

「小麦抜き」からのプレゼント

まずは「お試しの2週間」から

私が「グルテンフリー」の効果を実感したのは、1週間を過ぎたころでした。

心身を変えるために始めたわけではなかったので、当初は「なんかいいかも……」くらいの気持ちでしたが、2週間経つころには、はっきりと違いを実感しました。

あなたが「グルテン過敏症」や「セリアック病」などの疾患を持っているかどうか、あるいはどの程度、グルテンがあなたに悪い影響を与えているのかを知るためには、IgG抗体検査を受けるという方法もあります（米国や欧州のアレルギー学会および日本小児アレルギー学会は、この検査の診断的有用性を公式に否定。医師のなかにはこの検査の有効性を認める人もいて、見解は分かれる）。

しかし、じつはこうした検査を受けなくても、「グルテンフリー」があなたにどんなプレゼントをくれるのかを簡単に確かめてみる方法があります。

2週間だけいっさいのグルテンを摂らないようにするのです。

「できるだけ摂らないように、昼食は大好きな麺類をやめて、ご飯にしてみる」といった中途半端なかたちではなく、徹底して臨んでみてください。

いきなり2週間もグルテンフリーを実践するなんて無理？

これは「グルテンフリー」があなたにフィットするかどうかのとても重要なテストなの

です。しかも、場合によっては、あなたの人生を変えるかもわからないチャレンジです。それを確かめる、〝人生を変えるかもしれないチャレンジ〟だととらえれば、なんだかワクワクしてきませんか？

ミュージシャンの貴水博之さんがツイッターで、ジョコビッチ選手の本を読んで、「グルテンフリー2週間チャレンジ」をつぶやいていました。２０１６年2月17日に「とりあえず14日間」グルテンフリーにチャレンジするとあります。

2週間後の3月3日には、「グルテンフリー総括」として、「食後や日中のダルさは減る気がした。アタマがスッキリする感覚あり」と記しています。その間もカキ鍋やお寿司を楽しんだり、ナッツをつまんだり、十割蕎麦を作ったりと、とても楽しんでグルテンフリーに取り組んでいる様子が伝わってきます。

皆さんも2週間をチャレンジ期間として、この新しい体験に取り組んでみてはいかがでしょう。そして、ジョコビッチ選手が言うように「自分の体が発する声」に耳を澄ませてください。

小さな変化に耳を澄ませよう

「アトピーが治ってしまった！」「一気に体力がついて、どこまでも歩けるようになった」……そんな青汁のコマーシャルのようなウマイ話が皆さんに起こるわけではないでしょう（もちろん、グルテン過敏症やセリアック病のような症状を抱えていた人には劇的にこうした変化が訪れます）。

便通が良くなった気がする……。

肌がきれいになって、化粧ののりが良くなったみたい……。

肩こりが楽になったかもしれない……。

そういえば、寝起きが良いかも……。

こうした小さな変化を見つめてみてください。

2週間で体と心になんらかの良い変化が現れた人は、「グルテンフリー」があなたを変えてくれる可能性があります。

ジョコビッチ選手の本では、2週間の体験を終えた彼に、グルテンフリーを指導した博士がベーグルを差し出し、食べてみるように指示します。

「これが本当のテストなのだ」と説明されたジョコビッチ選手がベーグルを食べた翌日、驚くべきことが起こります。

「グルテンを再び食事に取り入れた次の日、私は一晩中ウィスキーを飲んでいたかのような感覚に襲われたのだ！　10代の頃そうだったように、ベッドを這《は》い出るのがやっとだった」（『ジョコビッチの生まれ変わる食事』）

ジョコビッチ選手の場合は、グルテン過敏症だったがゆえに、ここまで顕著に体が反応したわけですが、日本人の多くの方々も、グルテンフリーによってきっとなんらかの〝反応〟が出てくるはずです。

そして、良い変化が大きければ大きいほど、グルテンを摂ったあとに体に起こる変化は反対に作用するでしょう（ちなみに前述の貴水さんは2週間チャレンジ後にピザを食し、「グルテン自覚症状としては14日振りのちょっと鼻詰まり。ちょっとダルい。（あくまで個人の見解でつ）」とつぶやいていますす）。

美肌——グルテンフリーからのプレゼント❶

第3章で稲島先生も述べているとおり、多くの方に比較的現れやすい効果が美肌かもしれません。

私が最初に実感した効果もこれでした。20代のころから目のまわりのヒドいクマに悩まされており、なんとか化粧で隠してはいましたが、今ではその症状もだいぶ改善されました。今でも、そのころの写真を見ると、酷い顔にビックリします。

小麦製品は一般的にGI値が高く、血糖値を急激に上げる作用を持ちます。

だから、食事をすればだれでも血糖値が上がります。正常なら、いったん血糖値が上がっても、その後数時間をかけてゆるやかに値が下がっていきます。

血糖値が上がると、人体は膵臓《すいぞう》から大量にインスリンを分泌して、血糖値を抑えようとするからです。インスリンは人体に備わった「血糖値の調整役」なのです。

しかし、じつはこのインスリンは皮脂腺を刺激するホルモンでもあるため、皮脂が過剰に分泌されて、ニキビや吹き出物、肌荒れの原因になるといわれています。

さらに、インスリンが大量に分泌されすぎると、今度は血糖値が急激に下がる事態になります。血糖値の異常低下を感知した人体は、それに対応するため、アドレナリンやコルチゾールといったホルモンを分泌して血糖値を上げようと頑張ります。そして、これらのホルモンは皮膚や粘膜の修復を妨げるといわれているのです。

グルテンフリーを実践することで、急激なGI値の上昇がなくなり、インスリンも従来の適正な「血糖値の調整役」として活躍してくれます。その結果、肌にその効果がもっとも現れやすくなるのだと思われます。

また、もともとパンやパスタなどの小麦料理はどうしても油脂や砂糖を含んだものが多くなります。

私もお会いしたことのあるエリカ・アンギャルさんは、グルテン過敏症ではない人にもグルテンフリーをお勧めする理由をおっしゃっています。

エリカさんいわく、精製された小麦を使ったパンなどは、「エンプティ（空っぽの）カロリー」です。カロリー自体はたくさんあっても、ビタミンやミネラル、食物繊維などの栄養素がほとんど入っていません。

さらにこうした小麦食品には、往々にしてトランス脂肪酸や精製された砂糖が多く含まれていて、肥満や肌荒れなどの原因を作り出しているのです。

だから、「空っぽ」の小麦食品を、米、キヌア、そばなどのグルテンフリー食品に置き換えることで、栄養素をきちんと摂取できるようになります。それゆえ、グルテン過敏症などと無縁な人でさえ、グルテンフリーを実践することによって、美と健康において、大きなメリットがあるというのです。

サンドイッチ・惣菜パンや、パスタ、ラーメンなどの麺類では、具材が入っていたとしても申し訳程度。やはり野菜不足に陥りがちです。糖質過多になり、野菜（ビタミン・ミネラル）、肉や魚（タンパク質）が不足して、美肌のためにならないのです。

グルテンフリーで美肌になるのには、こうした理由があったのです。

自然にできるダイエット──グルテンフリーからのプレゼント❷

エリカ・アンギャルさんが推奨しているのが「グルテンフリーダイエット」です。同名の書籍も出版されています。

ディズニーチャンネル「ハンナ・モンタナ」で有名になった女優マイリー・サイラスさんはこの方法によって2カ月で15キロ落としたとして話題になりました。

彼女はツイッターで、「みんなもグルテンフリーの食事を1週間試してみたら？」とつぶやきました。「肌の調子も良くなるし、心にも体にも変化が出る。一度やったらやめられない！」と言います。

ジョコビッチ選手も3カ月で5キロ体重が減ったそうです。1日のうち14時間を練習に費やすほどストイックな生活を送っていたジョコビッチ選手にしてこの〝成果〟なのです。

では、なぜグルテンフリーがダイエットになるのか？

まず、グルテンの中には「グリアジン」というタンパク質が含まれ、これをたくさん摂取すると食欲を増進させる効果があるとされます。脳内で食欲をつかさどる中枢神経を刺激し、「また食べたい」「もっと食べたい」という中毒性を増進させるのです。

そして、このグリアジンの中毒性はとても強いのです。

「パンを食べる」──→「グリアジンが〝もっと食べろ〟と指示をする」──→「さらに小

麦系食品が欲しくなる」――→「グリアジンが……」という悪循環に陥ってしまったら、この小麦地獄ともいえる状態から抜け出せなくなります。

ちょっと過激な書き方をしましたが、パン好きな人とか、ラーメン屋めぐりをしている人は知らず知らずのうちにこの「小麦地獄」にハマってしまっているともいえます。

つまり、グルテンを抜くと、私が1週間で体験したように「食べたい」という欲求が薄らいでいくわけですから、自然と体重をコントロールできるようになっていくのです。

「糖質制限」と「グルテンフリー」はどう違うの?

最近では、「糖質制限」という食事法が一大ブームになっています。

「糖質制限」とは、糖質の摂取をやめ、タンパク質や脂質を中心とした食事に切り換えることです。

糖質を摂取しないということは、パンやパスタなどだけではなく、白米も食べません。

これにより、ブドウ糖を使った代謝から、体内の脂肪を分解して生まれるケトン体を用いた代謝に切り替えることで、体の状態を改善しようという食事法なのです。

糖質制限については賛否があり、ここで詳しく触れることはしませんが、この方法が日本人にとって決定的に難しいのは「白米を食べない」という原則があるからです。

いったんは成果が出せたとしても、一生涯にわたってできるかというと、なかなか難しいといわざるをえません。

日本人が長年つきあってきたお米。私たちの身近にあるさまざまな料理も、このご飯を食べることをメインに考えられています。

「グルテンフリー」は体に悪さをすることがはっきりしているグルテンだけを摂らない食事法です。米やそば、キヌアなどの炭水化物はしっかりと摂取します。

グルテン不耐症の読者の投稿から

このあたりについて、『ジョコビッチの生まれ変わる食事』のアマゾンでのレビューに、ご自身も「グルテン不耐症」の「けんけん」さんという読者から、興味深い体験記が投稿されています。少し長くなりますが、非常に示唆に富んだ内容なので、ご一読ください（2015／4／22投稿）。

＊

（略）試していただきたい人達（グルテン不耐症にかかっている人がかかりがちな症状）の例をここに上げる。（略）

①　アトピー性皮膚炎

②　ぜんそく

③　疱疹状皮膚炎など、慢性的皮膚疾患

④　恒常的下痢

⑤　明らかな統合失調症（朝起きるのが辛い。会社に行きたくない。人と会ってしゃべろうとするとどもる、すぐに怒ってしまう。暴力をふるってしまい、その後で必要以上に激しく後悔する。人の話が聞けない。人の話を遮って、その人が居なくなってから必要の3倍反省する。記憶力が無い。夜寝られない etc.）

⑥　運動を欠かさないにも関わらずおなかの周りの肉のベルトがベストより3センチ以上ついてしまっている人々（俗に言う内臓脂肪。いや、医学用語でもそうか。これが実は一番怖い。なぜならば内臓脂肪は糖尿病とガンの誘発率を飛躍的に高めるからである。）

（略）僕もこの本を買うまでよく分かっていなかったのだが、グルテンフリーと糖質制限は全然違うものである。それが証拠にこの本の著者であるジョコビッチが、糖質制限では明らかにNGであるオーツ麦をしょっちゅう食べているし、ドライフルーツもガンガン食べている。糖質制限をちょっとでもやったことがある人は、この時点で「全く違うじゃない！」と思うはずである。

糖質制限には素晴らしいところがある。それは頭がスッキリし、アレルギーに一切悩まされない、ということ。これは他の追随を許さない。ただし、言う程頭にケトン体はやってこない。やっている人は頭が活発、と言うけれども、やはりパワーがないとエンジンは動かないのは事実である。頭と体をスムーズに同時に動かすためには、炭水化物は絶対に欲しいガソリンである。

そう、糖質制限の最大の欠点は「パワー不足」になる事である。スポーツ選手が糖質制限などやはりあり得ない。タイガーウッズが一回体を壊してしまった事を見ても、糖質制限でスポーツをすることは、ハッキリ言ってムリだ。足が攣《つ》る。背筋が攣る。やったことがある人は知っているはずである。（略）

さて、この「グルテンフリー」の食事をやってとりあえず一週間が過ぎたので、今の時点での経過を報告しておく。（略）

この一ヶ月、花粉症に悩まされていたのだが、パスタとうどんを辞めた時点ではたと止まる。これはありがたかった。

おなか周りが2cm程減った。体重は2キロ程減。多分、後2キロ程徐々に減っていくと思う。

正直、僕はスポーツを一切しないので、自分の運動能力が上がったかはよく分からない。

一つ言える事は、ピアノをリハビリで弾いているのだが、この1週間でやたら進んでしまった。どうやらこの本で指摘している「1000分の5秒の遅れ」の連鎖が楽譜のなかでも起こっていたらしく、喩えゆっくり弾いても覚えられなかったのが、覚えられるようになったらしい。（略）

読書。これまたやたら進む。かと言って熱中しすぎて時間を忘れているわけでもなく、タイムマネジメントが出来るようになった。

瞑想。これは本で勧められていたことからやってみたのだが、以前座禅を組んでいたとき、頭が復活すると言うことは一回も感じた事がなかったのだが、どうやらこの食事をしているときの僕は、1分でも目を瞑って息を吸うと、メンタルが回復するらしい。糖質制限をしていたときにこれを感じなかったのは、明らかにパワー不足だったのだと思う。

＊

この方の体験談は「糖質制限」と「グルテンフリー」の違い、長所と短所を見事に説明しています。第3章の稲島先生の解説と併せて読むと、より納得できるのではないでしょうか。

ジョコビッチ選手はご存じのとおり、グルテンの問題でかつては負傷・棄権を繰り返していたわけです。その後、グルテンの問題がなくなって以降の無敵ぶりは、私より皆さんのほうがよほどよくご存じでしょう。

ボクシングの井岡一翔選手のように、「グルテン過敏症がないにもかかわらず、グルテンフリーを実践して圧倒的な成果を出した」アスリートが日本でも出てきています。グルテンフリーの美点は、糖質制限の弱点である炭水化物不足を補っていることにあります。そのうえで、有害物質を取り除いているわけですから、心身にたくさんの前向きな変化が現れるのは納得がいきます。

小麦をやめると歳をとらない——グルテンフリーからのプレゼント❸

みなさんは「糖化」という言葉を耳にしたことはありますか?

この糖化こそ老化の原因となる、困った現象なのです。

糖化は、タンパク質や脂質が体内にある「糖」と結び付く現象です。タンパク質や脂質は、血液の中に余分な糖分があると結びつき、「糖化生成物」(AGEs)を生成するのです。この「糖化生成物」こそが、毒性を持った老化促進物質です。

糖化生成物はできてしまうと次々に体内に蓄積され、肌にシワやたるみを作ったり、黄色くくすませてしまいます。

タンパク質が糖と結びついて変性する反応が「糖化」なので、ホットケーキがこんがりと美味しそうに焼き上がるのも「糖化」現象です。

この糖化はどうして起こるのか？

最大の原因は、過剰な「糖」の摂取なのです。

「糖」は私たちが生きていくうえで必要なエネルギーになるので、摂取自体が悪いわけではありません。あくまで「過剰な」糖の摂取が問題なのです。

食事などで過剰に糖分を摂ると血糖値が急激に上がります。前述のとおり、体は血糖値を下げようとしますが、血糖値の上昇が高すぎると体は処理が追いつかなくなり、この処理しきれなかった糖が体内のタンパク質と結合し、糖化生成物（AGEs）となるのです。

グルテンフリーはこの現象を抑制でき、「糖化しにくい体」になるのです。

精神の安定、集中力の高まり――グルテンフリーからのプレゼント❹

上がりすぎた血糖値を下げるホルモンに「アドレナリン」や「コルチゾール」などがあります。このアドレナリンは全身を興奮させるホルモンで、コルチゾールは免疫機能の低下をもたらすホルモンです。

これらのホルモンによって、イライラしたり、焦燥感を感じたりするようになります。心の安定を乱すようになるのです。反対にいえば、血糖値が安定するのとともに精神も落ち着くようになります。

ジョコビッチ選手も著書の中で、「穀粒脳」（グレイン・ブレイン）という名前で、グルテンが心に与える影響について警鐘を鳴らしています。

「グルテンを含む食物はうつ病や無気力、あるいは痴呆や精神疾患にさえもつながっている。よって『思考』を肉体と同じように遇する必要がある」

つまり、心と体はつながっているということです。

ここまで述べてきたのは、一般的にグルテンフリーによって起こるといわれている現象です。これ以外にも「疲れにくくなる」とか「免疫力が高まる」といった効果もあるとされています。

明確にグルテンへのアレルギーをお持ちの方なら、効能は顕著に現れるでしょう。反対に、徐々に体と心が変わっていくという人もいるかもしれません。変化は人それぞれであり、十人十色です。

いずれにせよ、自らの心と体の変化に耳を澄ませ、楽しみましょう。

あとがき――一歩踏み出して「生まれ変わる」

本書のテーマは「生まれ変わる」ことです。

グルテンをやめれば、多くの方がこれらの効能のいくつかを実感できます。

本書を手にとられた方はきっと「グルテンフリー」に興味をお持ちになったのだと思います。であるなら、さらに一歩踏み出して、「グルテンフリー」を体験してみてください。

知識として知ることももちろん大切ですが、実際にトライしてみて、心身の声に耳を澄ませることが、私の言う〝体験〟です。

「肉食が良い・悪い」「ご飯は太る・太らない」「朝食は抜いたほうがよい・必ず摂ったほうがよい」「糖質制限は体に良い・悪い」……食についてはさまざまな専門家の方々が、それぞれの立場から発言をされています。

その道を何十年にもわたって追究された専門の研究者や著名なお医者さんやジャーナリストの方の説ですから、それぞれに一理があるのでしょう。逆にいえば、これらの中に万人にとって共通する〝唯一の正しい答え〟などないのではないでしょうか。

本書で紹介した「グルテンフリー」も、またそんな中の一つかもしれません。

ただ、私にとっては「グルテンフリー」は人生を変えてくれた出来事であり、大事な夫を守る方策であったことは間違いのない事実です。

さまざまな食事法とともに、その是非をご判断されるのは読者であるあなたです。

それが体の声に耳を澄ますということなのだと私なりに解釈しています。

グルテンフリーとの出合いと、それを実践する中での心身の変化は私にとってはとても楽しい日々でした。グルテンフリーが面倒でつらい食事法なら、私もすでにやめています。

それ自体が楽しく、体の変化を味わうのはさらに楽しい体験になるはずです。

最後に一つだけ付け加えれば、専門家の指示のもとに行なうよう注意がされていたり、医師が警告を発していたりする急進的なダイエット法や健康法などと比べて、グルテンフリーは安全性が高いといえます。

本書をお読みになって、多少なりとも納得したところがあったり、興味を抱いていただけたなら、ぜひ体感してみてください。一度でも体感してみれば、あなたの理解は一気に進むと思います。

大切なのは、自分に合っているかどうか、楽しくやれるかどうか、です。

自分に合っていないこと、楽しくないことは、どれだけ頑張ろうと思っても、長続きしません。

無理のあるダイエットが必ずリバウンドを招くように、自分に合わない食事法——それが肉食の推奨であれ、菜食の推奨であれ、乳製品の禁止であれ——は、人生の中に根付くようになるのは難しいものです。

ぜひグルテンフリーを体感してみてください。

そして、それが楽しく、前向きに取り組めるものであれば、どうぞあなたの人生の中に根付かせてください。

本書をお読みいただいたすべての方にとって、生まれ変わるための第一歩の参考になれば幸いです。

グルテンフリーのおすすめ食材一覧

●米粉
●大豆粉
●ミックス粉

米粉や大豆粉は、さまざまなメニューに利用され、注目を集めている食材の一つ。米粉は多様な食感が楽しめ、大豆粉は小麦粉と比較すると低糖質で、食物繊維も豊富。幅広い料理に活用することができます。

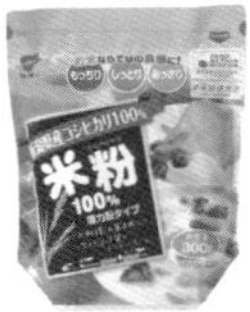

米粉 100% 薄力粉タイプ(300g)

たいまつ食品(株)

新潟県産コシヒカリを100%使用した米粉。お菓子はもちろんさまざまな料理に利用可能。

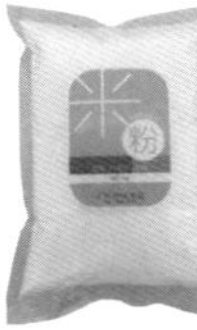

米粉(300g/1kg)

(株)名古屋食糧

自社製粉した国産うるち米100%の米粉を使用。製菓用、料理用と幅広い用途に適しており、粒子は75μ。

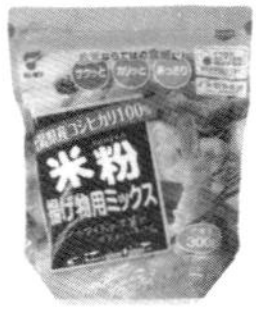

米粉 揚げ物用ミックス(300g)

たいまつ食品(株)

小麦粉を使った揚げ物と比較すると油の吸収が少ないので低カロリー。米粉特有のカリッとした食感。

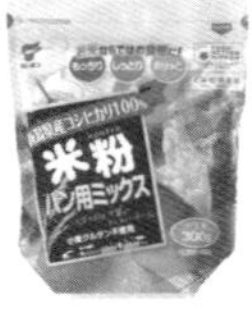

米粉 パン用ミックス(300g)

たいまつ食品(株)

小麦グルテン不使用! ホームベーカリーで中はもちもち、外はカリッと美味しく簡単に焼き上がる。

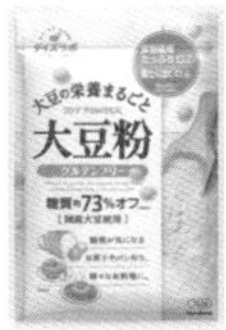

ダイズラボ 大豆粉(200g) マルコメ(株)

大豆を丸ごと粉末にした大豆粉。 糖質73%オフ(小麦粉比)なので、グルテンフリー & 糖質を抑えた料理にも最適。

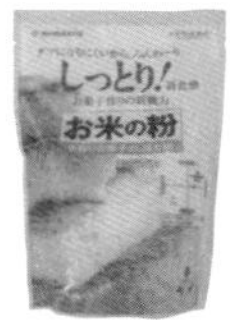

お米の粉 手作りお菓子の薄力粉(250g/500g/1kg)

(株)波里

厳選した国産うるち米を使用した、お菓子作り専用の薄力米粉。シフォンケーキなどのスポンジ生地に最適。

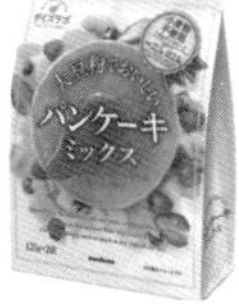

ダイズラボ パンケーキミックス(250g)

マルコメ(株)

大豆粉に合わせて、コクと塩味の隠し味に粉末みそを使用。小麦粉と比較すると糖質を26%カット(小麦粉比)。

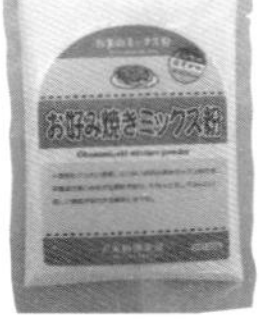

お米のお好み焼きミックス粉(200g)

(株)名古屋食糧

なめらかな生地のお好み焼きミックス粉。お好みの具材をたっぷり入れれば、ふんわりとした新食感のお好み焼きに。

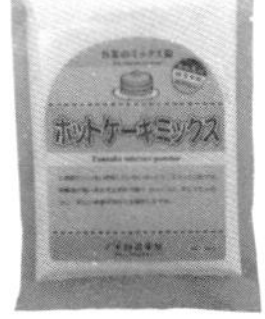

お米のホットケーキミックス粉(200g)

(株)名古屋食糧

小麦粉をいっさい使用していない米粉のホットケーキミックス。ふっくら & もっちりと、2つの新食感が楽しめる。

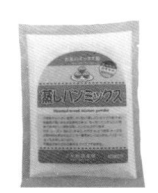

お米の蒸しパンミックス粉(200g)

(株)名古屋食糧

米粉特有のもっちりとした新しい食感で、昔なつかしい蒸しパンに仕上がる。昔ながらの、割れるタイプができる。

●玄米
●餅
●しらたき

和食の代表的な食材でもある「玄米」「餅」「しらたき」などは、立派なグルテンフリー食材！　アレンジ可能なしゃぶしゃぶ餅や、栄養成分が豊富で炊きやすい玄米「金のいぶき」は注目食材といえるでしょう。

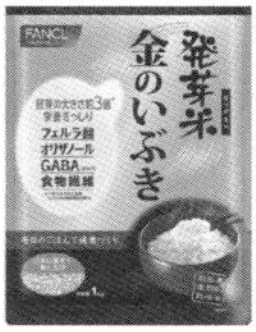

発芽米 金のいぶき（1kg）

（株）ファンケル

「金のいぶき」を発芽させたお米。 栄養豊富で白米と混ぜても美味しくいただける発芽米。

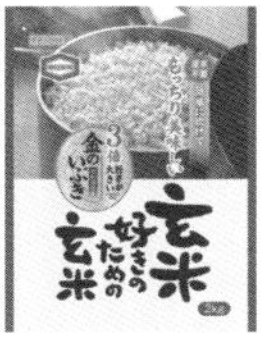

玄米好きのための玄米（2kg）

亀田製菓（株）

甘くてもちもち、100％で食べても美味しいお米。胚芽が大きいからぷちぷち新食感。

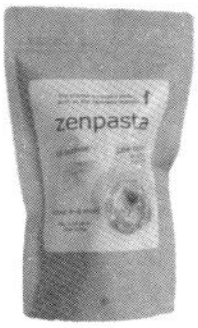

乾燥しらたき（ゼンパスタ）（25g×12個〜125個）

（株）栗原商店

乾燥してあるので、軽くて保存も手軽。中太のちぢれ麺だからソースも絡みやすい。

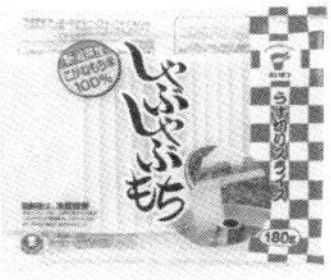

しゃぶしゃぶもち（180g）

たいまつ食品（株）

お餅を薄くスライスしたしゃぶしゃぶもち。おつまみなどにも使えて、用途はアイディア次第。

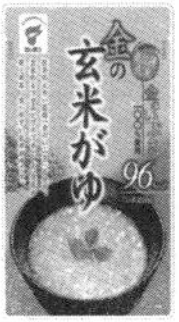

金の玄米がゆ（250g）

たいまつ食品（株）

「金のいぶき」玄米100％使用。玄米の甘みとプチプチ感が楽しめる、食べやすい玄米がゆ。

●うどん
●きしめん
●そうめん

日本の伝統的な麺類は、米粉を使用することでグルテンフリーに変身。冷凍タイプの米粉麺シリーズは豊富な種類があり、長期保存可能、時短調理と三拍子そろった商品。麺のタイプに合わせて、レシピのレパートリーを広げましょう。

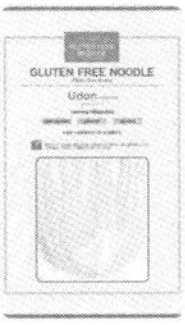

お米のうどん（128g）

小林生麺（株）

生米粉麺特有のもっちり感とつるみ感で東南アジア風や和・洋・中、サラダやデザートなど多様なレシピにも対応。

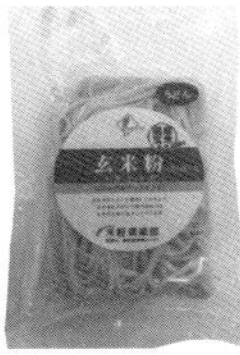

冷凍 玄米うどん（200g）

（株）名古屋食糧

玄米（金のいぶき）を使用した、口あたりがなめらかでコシのある食感。

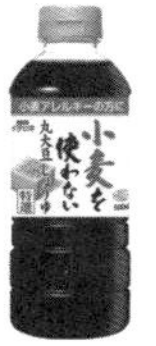

小麦を使わない丸大豆しょうゆ
(500ml)

イチビキ(株)

原材料には小麦を使用せず、丸大豆(遺伝子組み換えでない)と食塩で発酵・熟成させた「たまりしょうゆ」。

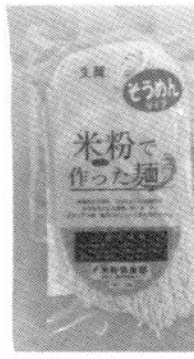

米粉で作った麺 そうめん (130g)

(株)名古屋食糧

つるっとした歯切れの良い米粉麺。伸びにくいので流しそうめんにしても最適。

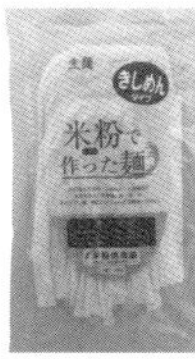

米粉で作った麺 きしめん (130g)

(株)名古屋食糧

さらにツルンとした舌触りの良いきしめんタイプ。 和・洋・中・イタリアンなど、幅広いメニューに利用可能。

●調味料
●ソース

料理の味付けには欠かすことのできない調味料や各種ソース。上手に活用すれば、アイディア料理から本格和食・洋食・中華料理まで多彩なレシピが自由自在に。安全で安心な加工食品を選択すれば、食の楽しみもさらに広がります。

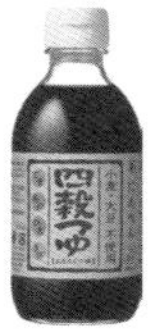

四穀つゆ
[3倍濃厚] (300ml)

(株)にんべん

四穀「ごま・あわ・ひえ・きび」の主原料に、かつおぶしだしなどを加えたまろやかなつゆ。化学調味料不使用。

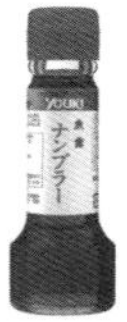

ナンプラー(70g)

ユウキ食品(株)

カタクチイワシを塩漬けにし、発酵・熟成させたうま味の強い魚醤。タイでは欠かすことのできない基本調味料。

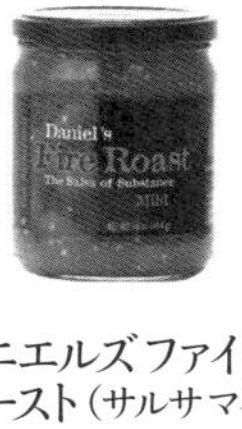

ダニエルズファイアロースト(サルサマイルド) (454g)

CHOOSEE(チューズィー)

マイルドサルサ部門で全米ベストフード賞などを獲得。少量のチポトレ(乾燥薫製唐辛子)を加えた濃厚な味。

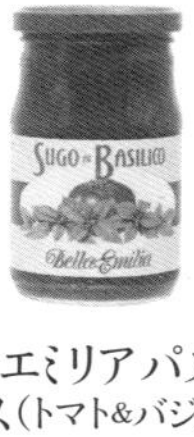

ベラ・エミリアパスタソース(トマト&バジル)
(290g) (株)ミナト商会

トマトと相性の良いバジルを加え、素材の味を生かして仕上げた本格的なイタリアンパスタソース。

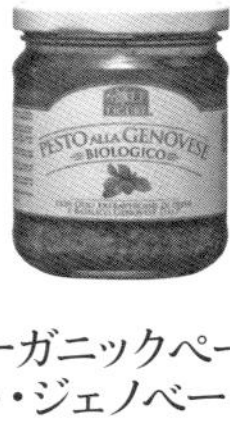

オーガニックペースト・ジェノベーゼ
(180g) 薬糧開発(株)

ジェノベーゼの故郷・ジェノバ産の厳選素材を使用した有機 JAS 認定のグルテンフリージェノベーゼ。

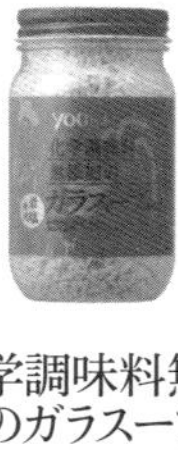

化学調味料無添加のガラスープ
(130g) ユウキ食品(株)

化学調味料を使わず、チキンエキスをベースに野菜や香辛料・岩塩を程よくブレンド。中華・和食などに。

●パスタ
●中華麺

米粉でイタリアンパスタと変わらない種類と高いクオリティが実現。もちもち感や口あたりのなめらかさは、米粉麺特有の食感。ラーメン、焼きそばなどの中華麺もあるので、その日の気分に合わせてチョイスできます。

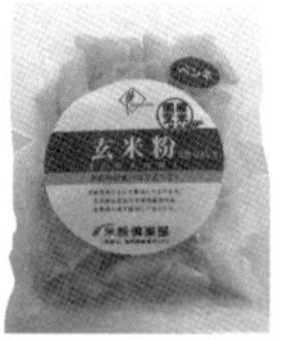

冷凍 玄米ペンネ
(100g)

(株)名古屋食糧

玄米を使用した口あたりがなめらかで、コシのある食感のショートパスタ。冷凍タイプだから、ゆで時間約1分。

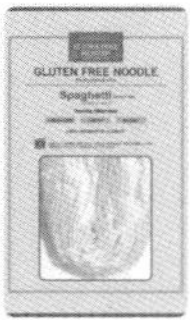

玄米スパゲティー
(128g)

小林生麺(株)

加熱殺菌加工をし、ほとんど生麺の味わいを失うことなく常温で180日の保存が可能。

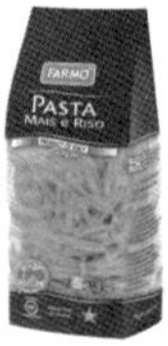

グルテンフリー パスタカセラッチ
(FARMO社)(500g)

(株)ベルインターナショナル

FARMO社はグルテンフリー専門メーカー。とうもろこし粉と米粉だけを使ったグルテンフリーパスタ。

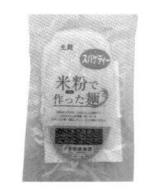

米粉で作った麺 スパゲティー(130g)

(株)名古屋食糧

スパゲティーの名にふさわしい、コシのあるロングパスタ。お好みのソースに絡めても美味しい。

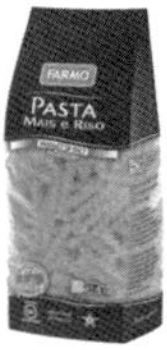

グルテンフリー パスタフジッリ
(FARMO社)(500g)

(株)ベルインターナショナル

ソースの絡みを良くするためパスタの成形型にも一工夫。フジッリタイプの本格的な米粉のグルテンフリーパスタ。

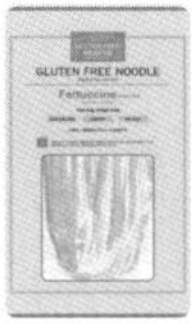

玄米フェットチーネ
(128g)

小林生麺(株)

「FOODEX美食女子」2015グランプリ受賞商品。ほとんど生麺の味わいを失うことなく常温で180日の保存が可能。

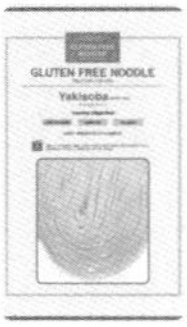

お米のやきそば
(128g)小林生麺(株)

頑固にこだわりを持って作られた生米粉麺。小麦の麺と比較して低タンパク、低脂質。健康を考慮した美味しい麺。

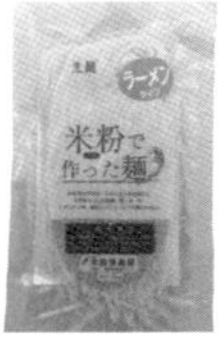

米粉で作った麺 ラーメン(130g)

(株)名古屋食糧

ラーメンらしくつるんとしたのど越しの良いコシのある麺。焼きそばの利用にも最適。

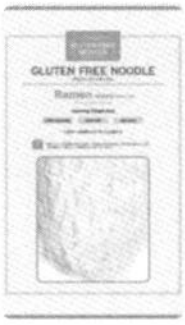

お米のウェーブ ラーメン(128g)

小林生麺(株)

ウェーブタイプのお米のラーメン。スープが麺に絡み、なめらかさ、のど越しが良く、美味しさ倍増。

●パン
●スイーツ

美味しさを追求して、素材、製法、アイディアにこだわり、バラエティに富む素晴らしいパンやスイーツが溢れています。手作りに加えて、市販品を上手く取り入れ、食生活を豊かにしましょう。

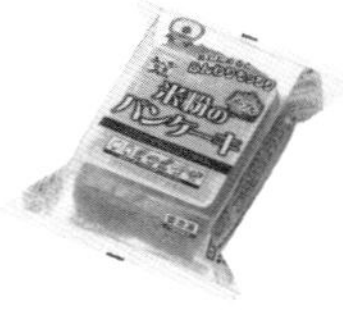

米粉のパンケーキ(1パック180g)

日本ハム(株)

特定原材料7品目を持ち込まない専用工場にて製造。メープルシロップの甘味とかぼちゃの色合いが特徴の米粉パン。

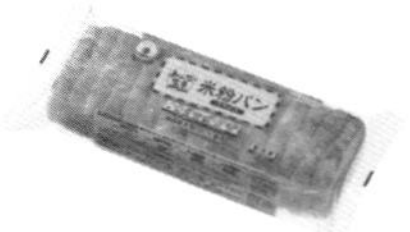

米粉パン(1パック340g)日本ハム(株)

特定原材料7品目を持ち込まない専用工場にて製造。山形県酒田産米粉を使用した、グルテンフリーの米粉パン。

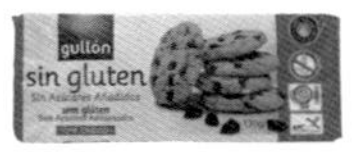

グルテンフリー チョコチップクッキー(130g)

(株)ベルインターナショナル

グルテンフリー認証取得のチョコチップクッキー。ショ糖不使用で、チョコチップを豊富に使用。スペインのメーカーグリョン社製。

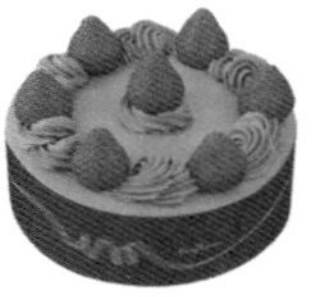

小麦と卵と乳を使わないチョコデコレーション(直径15cm)

(株)銀座コージーコーナー

チョコレート風味のスポンジ&クリームに相性の良い苺ジャムをサンド。酸味と甘みのバランスが絶妙(予約販売)。

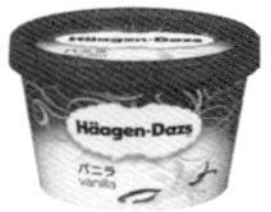

アイスクリーム ミニカップ(バニラ)(110ml)

ハーゲンダッツジャパン(株)

乳牛の食む牧草にまでこだわったミルクとマダガスカル産のバニラビーンズを使用。独自の技術により、コクやクリーミーな味わい。

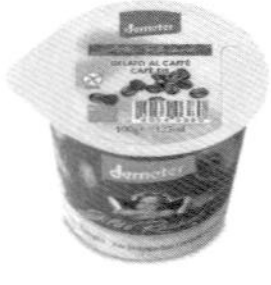

イタリアンジェラート(125ml)

薬糧開発(株)

オーガニック認証取得のジルド・ラケーリ社のジェラート。果実の持ち味を生かした素材感溢れる味わい。

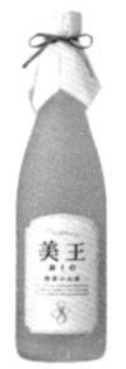

美王 /BIO(720ml)

久米仙酒造(株)

添加物不使用、樽原酒と沖縄県産素材(88種類)を使用し、美容と健康をテーマに作った酵素のお酒。2016年那覇市長賞を受賞。

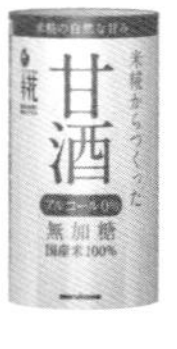

プラス糀 米糀からつくった甘酒(125ml)

マルコメ(株)

米糀から作られたアルコール0%、無加糖の甘酒。無加糖でも米糀ならではの、自然で濃厚な甘みが楽しめる。

【料理制作】土屋史子、天野由美子
【レシピ協力】植松良枝（P94,95,102）
【撮影】福岡拓
中村公洋（P94,95,102）
【スタイリング】鈴木聖世美［アッシュ・ボン］
新田亜素美（P94,95,102）
【編集協力】鈴木聖世美［アッシュ・ボン］
【ブックデザイン】原田恵都子［ハラダ＋ハラダ］

2週間、小麦をやめてみませんか？

二〇一六年　四月二一日　初版発行
二〇一六年　五月二六日　二刷発行

著者　フォーブス弥生
発行者　星山佳須也
発行所　株式会社三五館《さんごかん》
東京都新宿区四谷2-12　〒160-0004
電話　03-3226-0035
FAX　03-3226-0170
http://www.sangokan.com/
郵便振替　00120-6-756857
印刷・製本　株式会社光陽メディア

ISBN978-4-88320-662-9
定価はカバーに表示してあります。
乱丁・落丁本は小社負担にてお取り替えいたします。

SANGOKAN

ジョコビッチの生まれ変わる食事
ノバク・ジョコビッチ著
タカ大丸訳
「14日間であなたは変われる」テニス界に君臨する圧倒的王者が企業秘密（グルテンフリー食事法&思考術）を全公開。

クリスティアーノ・ロナウドの「心と体をどう磨く?」
ルイス・M・ペレイラ他著
タカ大丸訳
貧しくやせっぽちな少年はどう最高の自分を作ったか？　超一流が実践する食事管理術や強いメンタルの作り方を初公開。

食べなきゃ、危険！
小若順一・国光美佳
食品と暮らしの安全基金
一年半のモニター調査で証明した「食卓はミネラル不足」。発達障害、うつ病などがミネラル摂取で解消。専門家も注目！

食事でかかる新型栄養失調
小若順一・国光美佳
食品と暮らしの安全基金
あなたも食べている！　人気31食品のミネラル実測値を公開。「日本人の食の実態に迫る」大スクープと、専門家も絶賛！

やってみました！1日1食
船瀬俊介
たけしもタモリも一日一食！前作の大反響を受け、全国からの実践者の声と最新情報満載で送る「試せばわかる」実践篇。

「ほめ日記」効果って、何？
手塚千砂子
自分で自分をほめるだけ。幸せを引き寄せる「1日3分」。あなたの命が輝き出す！誰でも書ける定本「ほめ日記」完全理解篇。

沖正弘がのこしてくれた治すヨガ！
船瀬俊介
ヨガの教えを体得すれば、あなたの命はよみがえる。沖ヨガの開祖が遺してくれた健康・人生観を変える47の珠玉の智慧。

三つの大洋、五つの大陸。「三五館」は地球です。